楽しく学んで好きになる！
心電図 トレーニングクイズ

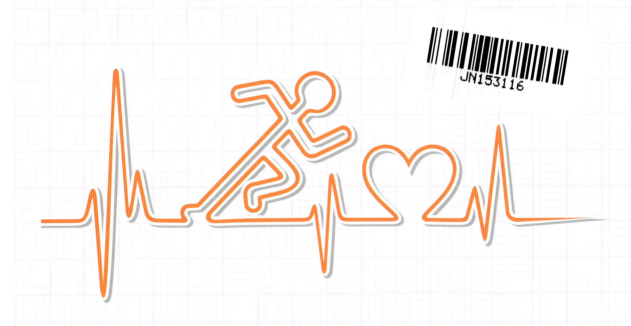

谷内亮水 著 ／ 山本克人 監修

医歯薬出版株式会社

序

　本書は，月刊『Medical Technology』2012年7月号（40巻7号）から2014年6月号（42巻6号）に「楽しく解いて好きになる！心電図トレーニングクイズ」として連載された24問のクイズに新たに6問を追加し，30問のクイズ形式の書籍として再構成しました．

　本書は，心電図波形の基本的な読み方をクイズ形式で楽しく学ぶことができる内容になっています．クイズの答えを実際に考えて解く，さらに解説を読むことで，自然と心電図判読のプロセスや方法，ポイントが身につくことを目的として執筆しました．単に心電図について解説するのではなく，心電図判読時に必要な心電図の計測方法，たとえば心拍数，電気軸，STやQTなどの計測の仕方も記載しました．また，鑑別が必要な心電図波形も豊富に掲載しています．

　私が生理検査室で患者さんの心電図を記録しはじめたのは1988（昭和63）年頃です．その当時の心電計は熱ペン直記式で，感熱紙に3誘導ずつ記録していました．まず習ったのが心電図に校正曲線を入れることです．頻拍だと基線（T波の後と次のP波の前）に校正曲線が入らず，タイミングを逸している間に長〜い記録になって苦労したことを覚えています．次に習ったのが心拍数の計測法です．今の心電計とは異なり心拍数は出ませんので，記録しながら心拍数を概算します．先輩技師の計算の速さには驚きました．心電図は台紙に貼って患者さんに渡していましたが，台紙に貼った残りの心電図の切れ端を大事にとっておいて，仕事が一段落ついたらテキストと照らし合わせたり先輩に聞いたりして勉強したものです．その頃は心電図関連のテキストも今ほど豊富にはありませんでしたが，当時の私のバイブルだった『図解心電図学』（金芳堂刊）を何度も読み返した記憶があります．こうして苦労しながら何とか少しずつ心電図が読めるようになりました．

　本書には，これまで私が得た心電図判読のknow-howを盛り込み，学生や検査技師の皆さんをはじめとして，これから心電図を勉強する方々のお役に立ちたいとの想いで書き上げました．ぜひご活用いただけましたら幸いです．

　本書の執筆にあたって，ご多忙のなか監修の労をとっていただきました高知医療センター循環器病センター長の山本克人先生，本書の制作にご協力いただきました高知医療センター医療技術局の西森由加里技師，清遠由美技師，ならびに出版に際して多大なご協力とご尽力をいただきました月刊『Medical Technology』編集部の皆様に感謝します．

2016年4月

谷内亮水

監修の序

　近年，循環器疾患の治療法はめざましい勢いで進歩しており，一昔前では考えられなかった方法が治療に応用されるようになり，ますます専門性が求められるようになっていると思われます．そのようななか，的確な診断のための検査法も飛躍的に進歩し，エコーやCT，MRIなどの画像診断の占める位置が大きくなってきています．しかし，どのような疾患においても，循環器病診断は心電図が基本となることは間違いありません．私の専門としている不整脈の分野でも，治療法としてカテーテル・アブレーションが広く普及しており，最近は3次元マッピング装置を用い，画像診断を駆使しての焼灼が一般的になりつつあります．しかし，治療の前に各症例の心電図をじっくり読んでいないと，痛いしっぺ返しを被りかねません．心電図を読むことは，循環器疾患の病態を考えるうえで，また治療を進めるうえで非常に重要な過程であろうかと思います．

　本書は，臨床検査学雑誌『Medical Technology』に連載され人気を博した「楽しく解いて好きになる！心電図トレーニングクイズ」を編集・加筆して1冊にまとめたものです．大変しっかりとした基礎のもと，診断に導く考え方が示されており，読めば読むほど心電図の面白さ，奥深さが伝わってくる書物となっています．また，本書は問題・解説・解答とクイズ形式で展開されていますが，決して難しい文章ではないことから，比較的すんなりと内容が頭の中に入ってくるものと思われます．さらに，我々が臨床で遭遇する疾患が数多く取り上げられており，本書を1冊持っていれば，どのような場面でもほぼ対応ができるものと思われます．

　さて，本書を執筆された谷内亮水先生とは，もうかれこれ30年を越えるお付き合いとなります．谷内先生は，生理検査の分野で多くの業績をあげられ，特に心臓超音波の分野には大変造詣が深く，すでに素晴らしい教科書も執筆しておられます．今回，心電図に関する書籍の執筆ということで，私も少し協力をさせていただきましたが，谷内先生がこの分野についても非常に造詣が深いということを感じさせられました．このような完成度の高い，密度の濃い書籍をまたも執筆されたことに敬意を表したいと思います．

　本書は，臨床検査技師の方々を対象とする雑誌の連載がもとになっていますが，これから心電図の勉強を始める研修医や看護師の方々，心電図について復習したいと考えているベテランの医療関係者の方々にとってもきっと役立つものと思います．

　本書が心電図を学ぶ皆様のバイブルとして，手元に置いていただける1冊となることを願い，監修の序といたします．

2016年4月

高知医療センター 医療局長　**山本克人**

楽しく学んで好きになる！
心電図トレーニングクイズ

C O N T E N T S

序／監修の序 ii

Question 1	健康診断にて心電図異常を指摘された47歳，男性	1
Question 2	心電図異常にて循環器科に紹介された56歳，男性	5
Question 3	労作時の呼吸困難，全身倦怠感にて救急搬送された78歳，男性	11
Question 4	呼吸困難にて紹介された75歳，男性	17
Question 5	動悸にて循環器科を受診した77歳，女性	23
COFFEE BREAK	猫と心電図	28
Question 6	不整脈にて紹介された54歳，男性	29
COFFEE BREAK	心電図判読の必需品だった「デバイダー」	35
Question 7	頻脈で紹介された77歳，女性	36
Question 8	心電図異常で紹介された66歳，女性	44
Question 9	動悸を自覚して来院された30歳，女性	49
COFFEE BREAK	おしゃれな犬は検査が得意？	54
Question 10	徐脈で紹介された75歳，男性	55
Question 11	高血圧にて紹介された65歳，女性	61
COFFEE BREAK	筋電図の混入	66
Question 12	呼吸困難にて紹介された60歳，女性	67

Question 13	動悸, 胸焼けを主訴に受診した72歳, 男性	71
Question 14	呼吸困難にて受診した65歳, 男性	77
Question 15	外来にて経過観察中の58歳, 男性	81
Question 16	意識障害にて救急搬送された70歳, 女性	87
Question 17	胸痛で近医を受診し, 救急搬送された80歳, 女性	93
COFFEE BREAK	ホルター心電図装着中の急性心筋梗塞発症例	98
Question 18	心電図異常で紹介された67歳, 女性	99
Question 19	労作時の胸痛にて紹介された80歳, 男性	105
Question 20	心室細動の既往歴のある50歳, 男性	111
Question 21	腎不全にて人工透析治療されている70歳, 男性	115
Question 22	心窩部痛, 嘔気を自覚し, 翌日も続くため近医を受診後に紹介された50歳, 男性	120
Question 23	失神にて近医に入院中で, Adams-Stokes発作が疑われ紹介された85歳, 女性	126
COFFEE BREAK	もっとも心拍数の少なかった心電図	132
Question 24	脳梗塞で入院した70歳, 女性	133
Question 25	意識消失しているところを発見され, 救急搬送された85歳, 女性	140
Question 26	心電図異常で紹介された60歳, 女性	146
Question 27	胸背部痛にて近医を受診し, 血圧低下にて救急搬送された55歳, 男性	152
Question 28	自宅で倒れていたところを発見され救急搬送された90歳, 女性	158

| Question 29 | 肺炎で近医へ入院し，入院時の心電図で異常を指摘され救急搬送された85歳，女性 | 164 |
| Question 30 | 1カ月前より1～2分の前胸部絞扼感を自覚したため受診した75歳，男性 | 170 |

ひとくち Memo

房室接合部調律	3
左脚後枝ブロック	10
S1S2S3 パターン	15
QRS 波の表現方法	16
非伝導性上室期外収縮（blocked SVPC）	27
心房細動にみられる心室期外収縮	34
心房頻拍（atrial tachycardia）	43
不完全左脚ブロック	48
電気生理学的検査とカテーテルアブレーション	53
極端な左軸偏位の考え方	58
2 枝ブロック	60
心室興奮時間（ventricular activation time，VAT）	65
電気的交互脈	70
肥大型心筋症の心電図	76
補充収縮と補充調律	92
冠動脈の AHA 分類	97
左房調律	104
ジギタリスによる ST 低下	110
洞室調律（sinoventricular rhythm）	119
2 対 1 房室ブロック	131
wide QRS 頻拍	139
低カリウム血症	145
pseudo-ventricular tachycardia	157
たこつぼ心筋症	169
異型狭心症	176

索　引 ……… 177

Question 1

この心電図を読んでください

健康診断にて心電図異常を指摘された47歳,男性の心電図です.
自覚症状はありません.
心電図を読む時は何からみていますか? 私はまず心拍数からみます.

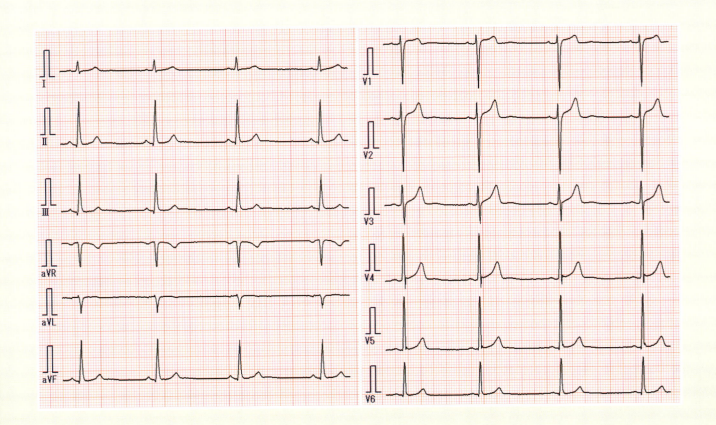

Question 1

1st step—心拍数を計算する

調律解析の第一歩は心拍数の計算です[1]．問題の心拍数を計算してみましょう．記録紙は，縦軸が電位，横軸が時間を表します（図1）．横軸の最小目盛りは1mmで0.04秒，5mmマス（0.20秒）で太い線となっています．そし

解説

て，縦軸の1mmは0.1 mV（5 mmマスで0.5 mV）となっています．

問題の心電図のR-R間隔を計測すると32 mm（図2，図3-①）ですので，R-R時間は32×0.04=1.28秒となり，心拍数は60秒÷1.28秒≒47/分と計算されます．60秒は60秒÷0.04秒=1,500 mmですので，1,500 mm÷32 mm≒47/分

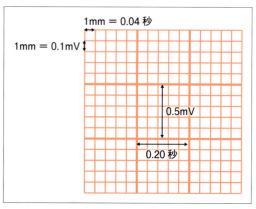

図1 心電図の記録紙
紙送り速度25 mm/秒で記録した場合は，横軸1 mmが0.04秒である．縦軸は1 mmが0.1 mVである．

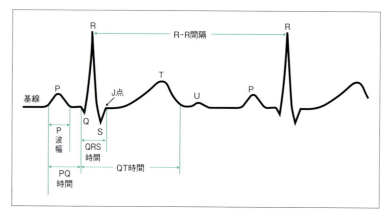

図2 心電図の基本波形

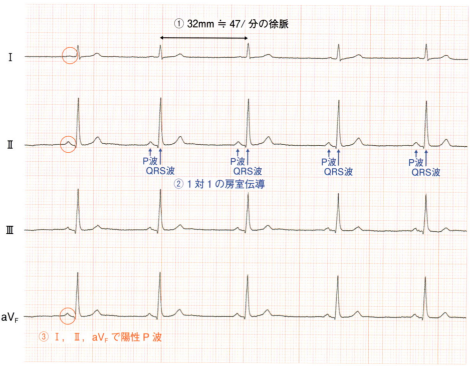

図3 問題の心電図の解説

と計算することもでき，こちらのほうが簡単です．正常の心拍数は60～99/分ですから，47/分は徐脈となります．

2nd step―洞調律かどうかを確認する

心拍数の次は，洞調律かどうかをみます．洞調律とは，PQ時間が一定，1対1の房室伝導，Ⅰ，Ⅱ，aV_F誘導で陽性P波，aV_R誘導で陰性P波の場合をいいます．問題の心電図は，QRS時間は0.08秒と正常（表1），PQ時間は0.16秒と一定で，P波とQRS波は1対1の関係（図3-②）となっています．また，P波はⅠ，Ⅱ，aV_F誘導で陽性（図3-③）となっており，洞調律であるといえます．

洞調律で，心拍数が60/分未満（ミネソタコードでは50/分未満）を洞徐脈といいます．洞結節からの興奮が低下し

表1　心電図波形の正常値

波　形		正常値
P波	幅	0.06～0.10秒
	高さ	0.25 mV未満（肢誘導）
QRS波	幅	0.06～0.10秒
	高さ	誘導部位により異なる
T波	幅	0.10～0.25秒
	高さ	0.5 mV以下（肢誘導）
		1.0 mV以下（胸部誘導）
PQ時間	幅	0.12～0.20秒
QTc時間		0.36～0.44秒

QTc時間：補正QT時間．

ひとくちMemo｜房室接合部調律

Ⅱ，Ⅲ，aV_F誘導で陰性P波を認める場合には，異所性心房調律や房室接合部調律が考えられます．一般的に，異所性心房調律ではPQ時間が0.12秒以上となり，房室接合部調律では0.12秒未満になるといわれており，鑑別のポイントとされていますが，しばしば鑑別困難である[1]ともいわれています．

房室接合部調律では，P波がQRS波の直前にみられたり，QRS波に重なってP波がみられなかったり，QRS波の直後にみられたりします．

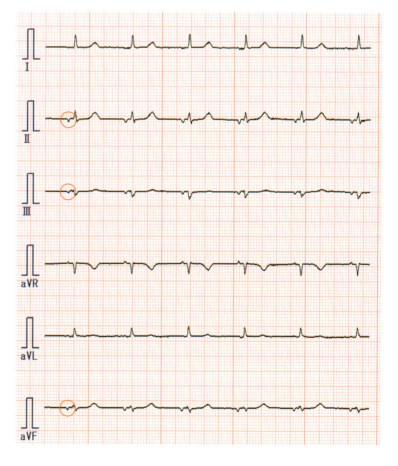

Ⅱ，Ⅲ，aV_F誘導で陰性P波を認める．PQ時間は0.10秒で，房室接合部調律と考えられる．

Question 1

ている状態で，健常人でも睡眠中やスポーツマンなどにときどきみられます．臨床的に問題になるのは，心拍数が30/分またはそれ以下になった場合や，めまい，失神などの症状が現れる場合です．

心拍数の計測法—さらにこんな方法も……

そのほかにも，心拍数を知る方法がいくつかあります．図4に，心拍数の概算を知る方法を示しました．ちょうど目盛り上にR波が重なる波形を探します．そして，そこから次のR波までのR-R間隔が5 mmなら心拍数は300/分，10 mmなら150/分，15 mmなら100/分，20 mmなら75/分……となります．問題の心電図のR-R間隔をみると，心拍数50/分と約43/分のほぼ真ん中になりますので，46〜47/分と考えることができます．だいたいの心拍数を知る時には便利です[1]．

不整脈がある場合には，前述の方法で心拍数を計測することはできません．そのような場合の心拍数の計測には種々の方法があるようですが，私は，10秒間（記録紙上で250 mm）のQRS波を数え，6倍する方法を利用しています．図5の心電図は心房細動で，R-R間隔はバラバラです．10秒間にQRS波は10個ありますから，10×6で心拍数は60/分となります．10秒が長いと思われる方は，6秒間（記録紙上で150 mm）のQRS波を数え，10倍してもOKです．ただし，徐脈になると誤差が大きくなります．

今回は洞徐脈の心電図を取り上げて，3種類の心拍数の計測法を解説しました．練習して，自分に合った心拍数の計測法をマスターしましょう．

文献
1) Ken Grauer：心拍数と調律．わかりやすい心電図の読み方（山口　豊，他監訳），34-36，メジカルビュー社，1995．

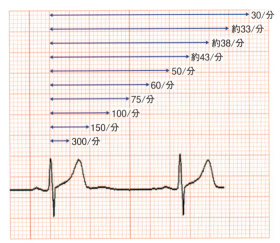

図4　心拍数の概算を知る方法
横軸を5 mmごとに300/分，150/分，100/分，75/分，60/分……と数えることができる．

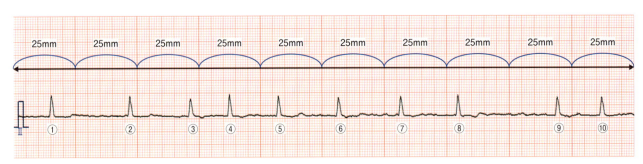

図5　不整脈がある場合の心拍数の計測法
10秒間（記録紙上で250 mm）のQRS波を数え，6倍して心拍数とする．この場合には250 mmの間にQRS波は10個あるので，心拍数は60/分と計算される．

Point
- 調律解析の第一歩は心拍数の計算である．
- 洞徐脈は，洞調律で心拍数が60/分未満である．

Question 2

この心電図を読んでください

心電図異常にて循環器科に紹介された56歳，男性の心電図です．胸部症状はありません．
Ⅱ，Ⅲ，aV_F 誘導に深いS波があります．

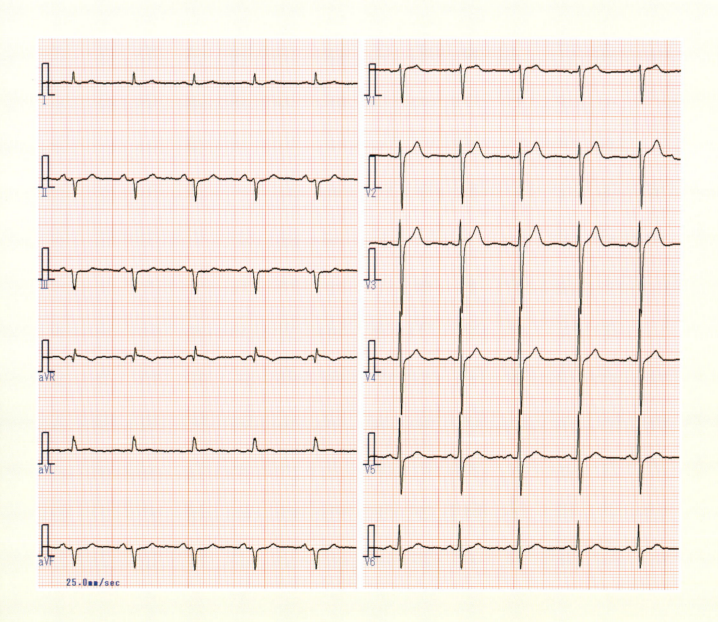

Question 2

解 説

電気軸を求める

Question 1では，心拍数の計測法を学習しました．心電図の基本的事項には，心拍数，電気軸，移行帯などがあります．今回は，電気軸の測定法を覚えましょう．

心臓の電気的活動の方向を平均したものを平均電気軸といい，平均P軸，平均QRS軸，平均T軸がありますが，一般的に電気軸といえば平均QRS軸を指します．電気軸の基準値を表1に示します．健常者での電気軸は−30°〜+110°の範囲にあります．

電気軸の計測にも種々の方法がありますが，ここでは3つの方法について解説します．

表1 電気軸の基準値

正 常 軸	0°〜+90°
右軸偏位	+90°〜+180°
左軸偏位	0°〜−90°

1つ目の方法―作図法

まず，1つ目の方法（作図法[1]）です．電気軸を求めるには，理論的にはⅠ，Ⅱ，Ⅲの3誘導を同時記録し，同時点での波高より求めます．3誘導のうち2つの誘導を用います（図1）．

たとえば，Ⅰ誘導とⅢ誘導を用いると，各々の波形の上向きの振れを陽性，下向きの振れを陰性として，その合計を求めます．

振幅の和＝（R波の高さ）−（q波の高さ）−（s波の高さ）

問題の心電図では，Ⅰ誘導は3.5mm（3.5mm − 0.0mm − 0.0mm），Ⅲ誘導は−7.5mm（0.5mm − 0.0mm − 8.0mm）となります．次いで，Einthovenの正三角形（図1の正三角形）を用い，Ⅰ，Ⅲ誘導の軸上に振幅の和をプロットし，プロットした点より垂線を下ろし，その交点を求めます．さらに，中心点から交点を結び，円周との交点を求めます．その交点が電気軸の値（−70°）となります．

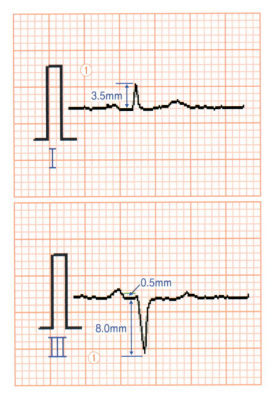

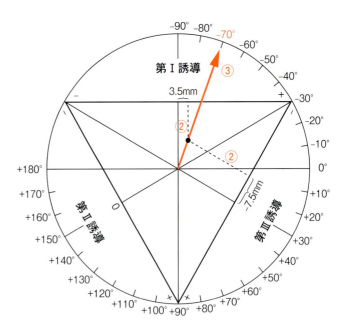

図1 電気軸の求め方（作図法）
① Ⅰ誘導とⅢ誘導のそれぞれの振幅の和を求める．
② Ⅰ，Ⅲ誘導の軸上に振幅の和をプロットし，プロットした点より垂線を下ろす．
③ 中心点から交点を結び，円周との交点を求める．交点が電気軸の値となる．

2つ目の方法—6軸法

2つ目の方法は，おおよその電気軸（±10°以内）を推察する方法で，6軸法[2]ともいわれています．6軸法は次の3つの法則からなっています．

法則 A　I誘導からaV_F誘導の6誘導のうちで，QRSの振幅の和がゼロ（0）である誘導を探します．もし0となる誘導があれば，電気軸はその誘導軸と直交する方向にあります．図2の心電図でみてみましょう．この心電図ではIII誘導のQRSの振幅の和が0となっています．IIIと直交する方向は+30°か-150°となります．I誘導の振幅の和は正であるため，電気軸は+30°となります．

法則 B　QRSの振幅の和が0となる誘導がない場合には，次の法則により電気軸を決めます．6誘導のいずれか1つの誘導でQRSの絶対値が大きい時は，電気軸はその誘導軸に近い方向にあります．図3ではII誘導がほかの誘導に比べ振幅が大きくなっていますので，電気軸は+60°となります．作図法で求めた電気軸は+62°でした．

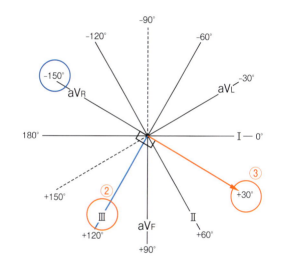
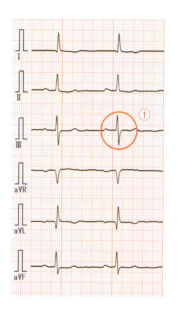

図2　電気軸の求め方（6軸法：法則A）
①III誘導の振幅の和が0である．
②III誘導と直交する方向は+30°と-150°である．
③I誘導の振幅の和は正であるため，電気軸は+30°となる．

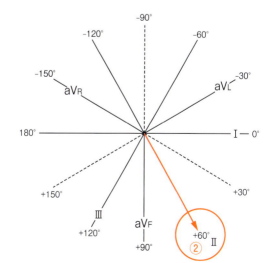
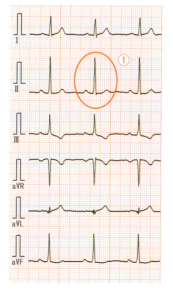

図3　電気軸の求め方（6軸法：法則B）
①II誘導のQRSの振幅が大きい．
②II誘導の方向に電気軸があるので，電気軸は+60°である．

Question 2

法則 C 法則 A と B に当てはまらない場合には，次の法則を利用します．2 つの誘導で QRS の絶対値が最大である時は，電気軸はその誘導軸の中間にあります．問題の心電図をみると，Ⅲ誘導と aVF 誘導の振幅が同じくらいで最大となっていますので（図 4），その中間の値である＋105°となりますが，振幅は負となっていますので，＋105°の対側にあたる－75°が電気軸となります．作図法で求めた電気軸は－70°でした．6 軸法でもほぼ同じ値が出ます．6 軸法のほうが簡単ですね．

3 つ目の方法―目測法

3 つ目の方法は，実際の臨床の場でよく利用されている方法（目測法[1])です．Ⅰ誘導と aVF 誘導を用い，目測で軸偏位を判断します（図 5）．Ⅰ誘導と aVF 誘導で QRS の振幅の和を目測で求めます．両者が正（＋）なら正常軸，Ⅰ誘導が正で aVF 誘導が負（－）なら左軸偏位，Ⅰ誘導が負で aVF 誘導が正なら右軸偏位となります．問題の心電図は，Ⅰ誘導は正，aVF 誘導は負となり，左軸偏位となります（図 5）．また目測法には，Ⅰ誘導とⅡ誘導あるいはⅠ誘導とⅢ誘導から求める方法もあります．

左軸偏位と左脚前枝ブロック

さて，問題の心電図の電気軸は作図法にて－70°の左軸偏位であることがわかりました．左軸偏位を示すものには，

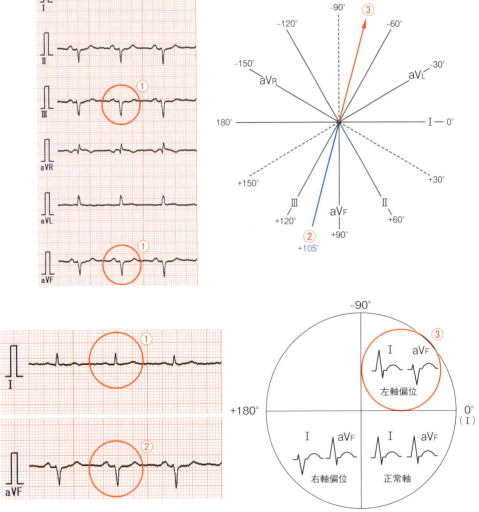

図 4 電気軸の求め方
（6 軸法：法則 C）
① Ⅲ誘導と aVF 誘導の QRS の振幅が大きく，ほぼ同じである．
② 電気軸はⅢ誘導と aVF 誘導の中間にあるため，＋105°となる．
③ Ⅲ誘導と aVF 誘導の振幅は負であるため，電気軸は＋105°の対側である－75°となる．

図 5 電気軸の求め方（目測法）
① Ⅰ誘導の振幅の和は正である．
② aVF 誘導の振幅の和は負である．
③ 電気軸は左軸偏位となる．

左室肥大，下壁梗塞，左脚ブロック，左脚前枝ブロックなどがありますが，左室肥大，下壁梗塞，左脚ブロックはそれぞれ特徴的な心電図変化を示します．特徴的な心電図変化を認めず，電気軸のみ異常を示す場合には，ヘミブロック（左脚前枝ブロックあるいは後枝ブロック）が疑われます．

洞結節から出た刺激は，房室結節からヒス束を経て，右脚と左脚に分かれ，それぞれ右室，左室へと分布していきます．また，左脚は左脚主幹に続き，前乳頭筋方向に向かう前枝と後乳頭筋方向に向かう後枝に分かれます（図6-①）が，前枝と後枝とは末端の交通枝でつながっています．右脚か左脚のどちらかに伝導障害が起きると，右室と左室の興奮にズレが生じるため，QRS時間が延長します．これを脚ブロックといいます（図6-②）．

左脚前枝に障害が起きると，左室の興奮は左脚後枝を下り，その後に前枝を逆行性に左上方に伝達するため，QRSベクトルは初期下方，後半左上方に向きます．そのため，Ⅱ，Ⅲ，aV_F誘導（下から見る誘導）では，初期下方の興奮でr波をつくり，後半の左上方の興奮でS波ができ，極端な左軸偏位（－30°～－90°）を示します（図6-③）．

左脚後枝に障害が起きると，左室の興奮は左脚前枝を下り，後枝を逆行性に右下方に向かうため，QRSベクトルは初期左方，後半右下方に向き，平均ベクトルは極端な右軸偏位（＋90～＋140°）となります[3〜5]（図6-④）．ヘミブロックは，前枝と後枝が末端でつながっているため

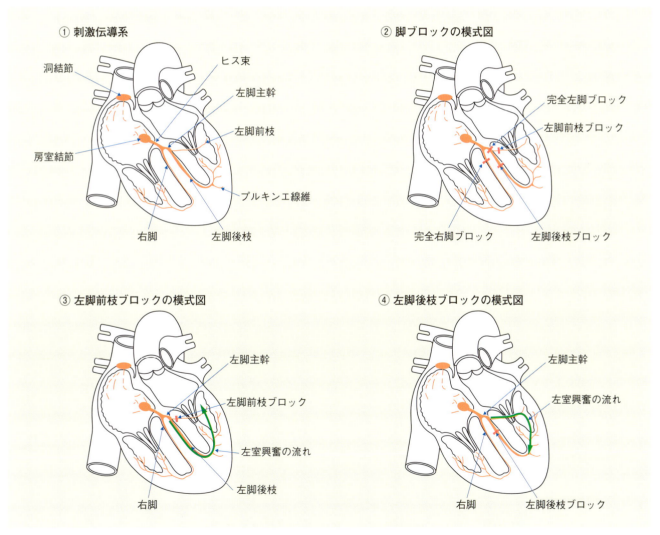

図6　刺激伝導系と脚ブロックの模式図

Question 2

> ## ひとくちMemo　左脚後枝ブロック
>
> 左脚後枝ブロックは，右軸偏位がある場合に疑われます．右軸偏位は，左脚後枝ブロック以外にも右室肥大，慢性閉塞性肺疾患，側壁心筋梗塞などの場合に認められるため，左脚後枝ブロックを診断するためには右軸偏位を合併する疾患を否定する必要があります[3]．
>
>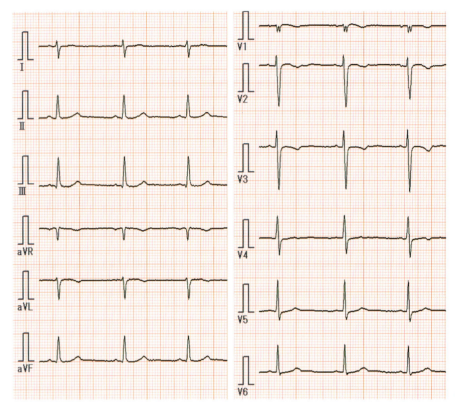
>
> 右軸偏位（＋100°）を認め，Ⅱ，Ⅲ，aV_F で qR 型となっている．

QRS 時間は延長せず，軸偏位から診断することになります．

問題の心電図は，QRS 時間が正常で，左室肥大などの異常所見を認めず，－70°の左軸偏位を示していることより，<u>左脚前枝ブロック</u>と診断できます．

文献

1) 中屋　豊：電気軸の変化から何を考えるか．診断と治療，**81**（5）：957-961, 1993.
2) 司茂幸英：心電図の基礎．心電図・心機図検査の実際（日本臨床衛生検査技師会生理検査研究班編），3-37, 日本臨床衛生検査技師会，1991.
3) 因田恭也：脚ブロックと心室内伝導障害．新 目でみる循環器病シリーズ1　心電図（村川裕二編），44-54, メジカルビュー社，2005.
4) 武安法之：QRS 幅が広い（QRS 時間の延長），QRS 平均電気軸が異常．心電図の読み方パーフェクトマニュアル（渡辺重行，山口　巖編），92-105, 羊土社，2006.
5) 森　経春：心室内伝導障害．心電図「再」入門．104-110, 南江堂，2000.

> **Point**
> ・電気軸は，目視法にてⅠ，aV_F 誘導から求めることができる．
> ・電気軸の計測は，ヘミブロックの診断に重要である．

Question 3

この心電図を読んでください

労作時の呼吸困難，全身倦怠感にて救急搬送された78歳，男性の心電図です．

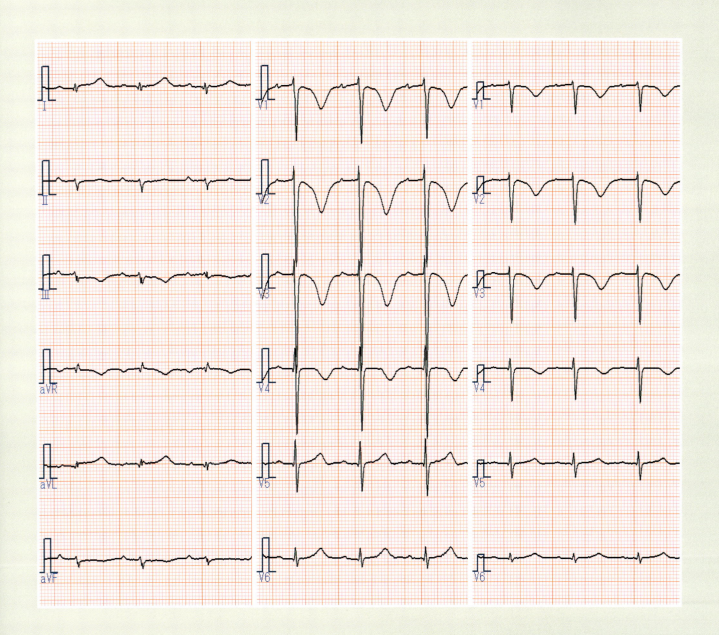

Question 3

解　説

移行帯とは？

心電図の基本的事項には，心拍数，電気軸，移行帯があります．Question 1 では心拍数を，Question 2 では電気軸について学びました．今回は，移行帯を覚えましょう．

胸部誘導では，正常人のR波はV$_1$～V$_5$誘導まで徐々に高くなり，V$_6$誘導でやや小さくなります．一方，S波はV$_2$誘導で最大となり，V$_6$誘導にかけて徐々に小さくなります．このゆっくりしたQRS波の変化が正常なQRSパターンです．R波とS波の大きさがほぼ同じ誘導部位を移行帯といい，通常V$_2$～V$_4$誘導の間にあります．

図1に私の心電図を示しました．移行帯はV$_3$とV$_4$誘導の間にあります．移行帯がV$_2$誘導より右側にある場合を反時計方向回転（counter clockwise rotation）または右方移動（図2）といい，V$_5$誘導より左側にある場合を時計方向回転（clockwise rotation）または左方移動（図3）といいます．

移行帯の変化は，単独では病的意義が少なく，normal variantの場合が多い[1]ですが，移行帯に変化をきたす例として表1にあげたケースがあります．ざっくばらんに言えば，移行帯がV$_2$～V$_4$誘導の間になくても異常というわけではありません．そのほかの心電図変化から判断する必要

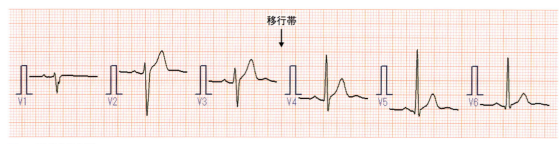

図1　正常な移行帯
移行帯はV$_3$とV$_4$誘導の間にある．

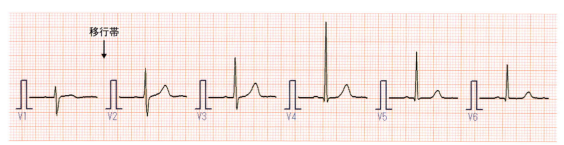

図2　移行帯の反時計方向回転
移行帯はV$_1$とV$_2$誘導の間にある．

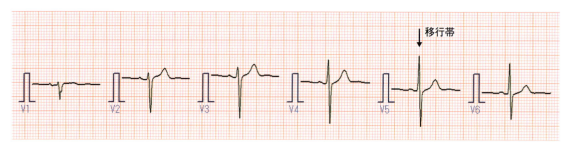

図3　移行帯の時計方向回転
移行帯はV$_5$誘導にある．

があり，移行帯の変化はそれほど気にする必要はないということになりますが，異常を探すきっかけにはなると思います．

反時計方向回転

反時計方向回転を示す場合には，右室肥大，完全右脚ブロックや後壁梗塞の可能性を考えます．

右室肥大は右軸偏位，右房拡大や右側胸部誘導の陰性T波がみられる点が鑑別ポイントです．

完全右脚ブロックはQRS時間が0.12秒以上に延長し，V_1，V_2誘導でのrSR'パターンが特徴です．

後壁梗塞はV_1，V_2誘導でのR波とT波の増高が特徴的な心電図変化ですが，normal variantとの鑑別は難しいといわれています．後壁梗塞は下壁梗塞に合併して認められる場合が多いので，下壁梗塞の有無をみるのもポイントの一つです（図4）．

時計方向回転

時計方向回転を示す場合には，急性肺塞栓，慢性閉塞性肺疾患，前壁中隔心筋梗塞の可能性を考えます．

急性肺塞栓特有の心電図変化はないとされていますが，胸部誘導の陰性T波，移行帯の時計方向回転，S1Q3T3（Ⅰ誘導のS波，Ⅲ誘導のq波，Ⅲ誘導の陰性T波）などの心電図変化がみられる場合が多いようです．それ以外でも，洞頻脈，肺性P波，右軸偏位，不完全右脚ブロック，S1S2S3などの心電図変化がみられます[3,4]．

表1　移行帯の変化を認めるケース
（四倉正之；1997[1]，山沖和秀；2006[2]を改変）

	移行帯の変化をきたす例	移行帯以外のおもな心電図変化
反時計方向回転	健常人	
	右室肥大	右軸偏位，右房拡大 右側胸部誘導での陰性T波
	完全右脚ブロック	QRS時間の延長 V_1とV_2誘導でのrSR'パターン
	後壁梗塞	V_1とV_2誘導でのR波とT波の増高
時計方向回転	健常人	
	急性肺塞栓	胸部誘導での陰性T波，S1Q3T3
	慢性閉塞性肺疾患	Ⅰ誘導での低電位差，肺性P波
	前壁中隔心筋梗塞	V_1～V_3（V_4）誘導での異常Q波

慢性閉塞性肺疾患は，Ⅰ誘導での低電位差，肺性P波，移行帯の時計方向回転が特徴的な心電図変化です．

前壁中隔心筋梗塞はV_1～V_3（V_4）誘導に異常Q波を認めます（図5）．

問題の心電図は？

さて，問題の心電図（図6）を読んでいきましょう．
① 心拍数は，R-R間隔を計測すると20 mmですので，1,500÷20＝75/分となります．PとQRSは1対1の関係になっており，洞調律であることがわかります．
② 電気軸は，Ⅰ誘導が上向きの振れと下向きの振れがほぼ同じで，aV_F誘導が下向きの振れが大きいことから，－90°となります．

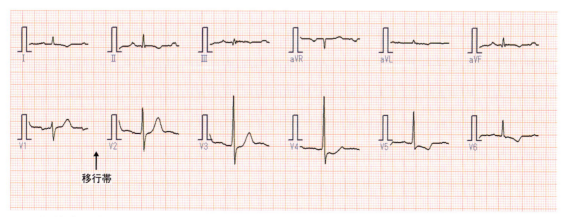

図4　後壁梗塞の心電図
移行帯はV_1とV_2誘導の間にあり，反時計方向回転を示す．V_1，V_2誘導のT波は陽性で，V_2誘導にT波の増高を認める．Ⅱ，Ⅲ，aV_F誘導にq波を認め，下壁梗塞を合併していた．

Question 3

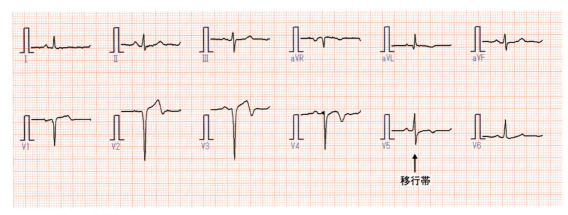

図5 前壁中隔心筋梗塞
移行帯は V₅ 誘導にあり，時計方向回転を示す．V₁〜V₃ 誘導に異常 Q 波を認め，前壁中隔心筋梗塞であることがわかる．

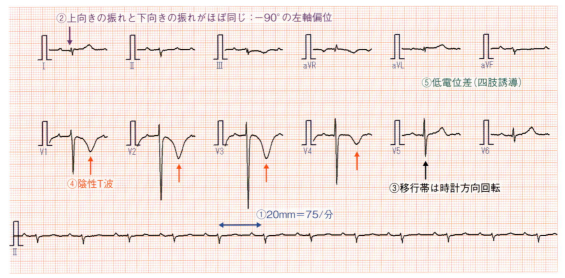

図6 問題の心電図の解説

③移行帯は V₅ 誘導にありますので，時計方向回転を示しています．

そのほかの所見として，④ V₁〜V₄ 誘導に陰性 T 波を認めること，⑤四肢誘導のすべての誘導で QRS の振幅が 0.5 mV 以下であり，低電位差と読むことができます．

表1から該当する疾患を探すと，時計方向回転と右側胸部誘導の陰性 T 波を認めることより，急性肺塞栓が疑われます．肺塞栓は下肢の静脈血栓が遊離し，肺動脈を閉塞することにより起こる死亡の危険性が高い疾患で，早期診断・早期治療が大切です．しかし，本症に特異的な症状や所見はないため，本症と診断する際には，何よりも肺塞栓の発症を疑うことが大切だといわれています．

肺塞栓は心電図記録時に急を要する心電図として頭に入れておかなければならない疾患の一つです．時計方向回転と右側胸部誘導の陰性 T 波をみたら，「急性肺塞栓かもしれない」と考えましょう．

文献
1) 四倉正之，他：心電図の読み方（XV）基本的な心電図所見．綜合臨牀，**46**（7）：1974-1983，1997．
2) 山沖和秀：電気軸とその偏位．診断と治療，**94**（9）：1458-1463，2006．
3) 天野恵子，他：呼吸器疾患における心電図所見．医学のあゆみ，**166**（6）：505-511，1993．
4) 藤岡博文，他：急性肺血栓塞栓症の心電図所見．臨床医，**23**（4）：496-499，1997．
5) 森 博愛：心電図一例一話（105） S1S2S3 パターンを示した15歳男性．臨牀と研究，**63**（9）：2990-2992，1986．

ひとくちMemo | S1S2S3パターン

すべての双極肢誘導で深いS波を有する心電図をS1S2S3パターンとよびますが、一般的にS1S2S3パターンを示す場合、以下の3つのいずれかが考えられます[5]．

① normal variant
② 肺気腫
③ 右室肥大

S1S2S3パターンについて確立した診断基準はないようですが、R波≦S波を基準としている場合が多いようです．S1S2S3パターンをみた場合には、肺気腫などの閉塞性肺疾患や右室肥大に伴う右室負荷の所見がなければ、normal variantが考えられます．

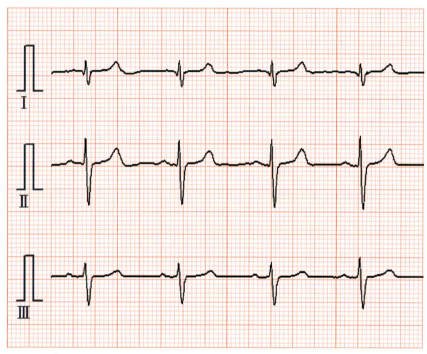

S1S2S3パターンの心電図

Point
- 移行帯の変化は、単独では病的意義は少ない．
- 時計方向回転と右側胸部誘導の陰性T波をみたら、急性肺塞栓を考える．

Question 3

ひとくちMemo | QRS波の表現方法

　QRS波の表現方法には一定のルールがあります．QRS波の最初の下向きの振れを「Q波」といい，最初の上向きの振れを「R波」といいます．R波の後の下向きの振れを「S波」といいます．それ以上の上向きの振れや下向きの振れはダッシュ符号「'」をつけ，「R'」，「S'」と示します．

　上向きの振れがなく，下向きの振れのみの場合は「QS」といいます．また，大きな振れは大文字とし，3 mm（0.3 mV）をこえない小さな振れは小文字で表記します．

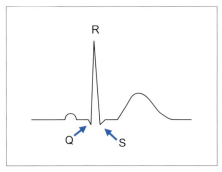

QRS波

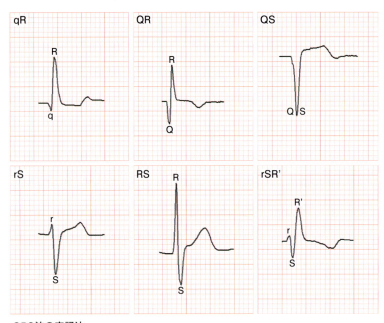

QRS波の表記法

Question 4

この心電図を読んでください

呼吸困難にて紹介された75歳，男性の心電図です．

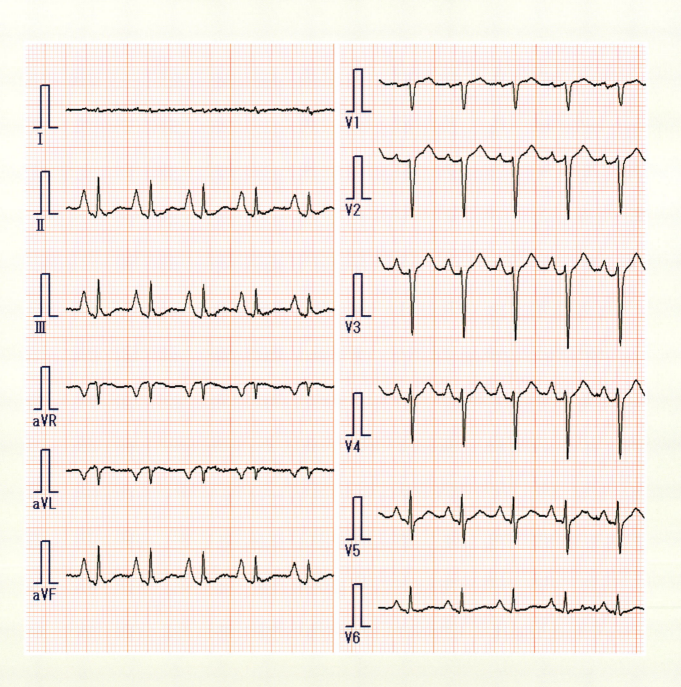

Question 4

解説

P波とは？

Question 1〜3では心電図の基本的事項である心拍数，電気軸，移行帯について学びました．今回はP波について学びましょう．

P波は心房の興奮を反映したもので，洞結節から始まり，右房そして左房に伝播します．このような心房の興奮を体表の電極でとらえていますので，P波のはじめの1/3は右房，終わりの1/3は左房，中間の1/3は両心房の興奮を表しています[1]．また，右房は心臓の最右側に，左房は最後方にありますから，心房の興奮伝播方向は常に左下方，前半は前方，後半は後方となります[2]．したがって，Ⅱ誘導は左足から心臓を眺めた誘導ですので右房の興奮もその後の左房の興奮も電極に近づくこととなり，P波は陽性となります．しかし，V_1あるいはV_2誘導では，右房の興奮は電極に近づくので陽性に，左房の興奮は遠ざかるので陰性となり，P波は二相性となります（図1）．P波の一般的な表現法を図2に示しました．

P波のみかた

P波をみる時には，まず洞調律であるかを確認します．洞調律の確認方法は，Question 1で取り上げました．P波とQRS波が1対1の関係にあり，P波がⅠ，Ⅱ，aV_F誘導で陽性であれば洞調律といえます．

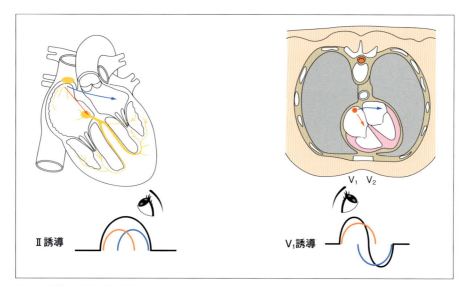

図1　誘導によるP波の形
心房の興奮は右房から左房に伝播するので，Ⅱ誘導では右房の興奮もその後の左房の興奮も電極に近づくためにP波は陽性を示す．しかし，V_1あるいはV_2誘導では右房の興奮は電極に近づくので陽性に，左房の興奮は遠ざかるので陰性となり，P波は二相性となる．

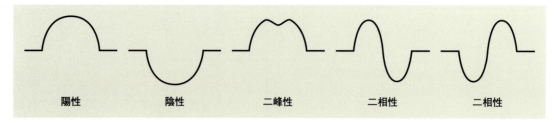

図2　P波の表現法
P波の一般的な表現法として，陽性P波，陰性P波，二峰性P波，二相性P波などがある．

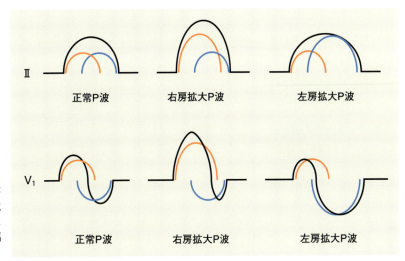

図3 異常P波のみかた
P波は右房と左房が合成されて構成されている．右房拡大では前半の右房成分（赤線）は拡大するが左房成分（青線）の拡大はないので，振幅は高くなるが幅は広がらない．左房拡大では左房成分が拡大するので幅が広がる．

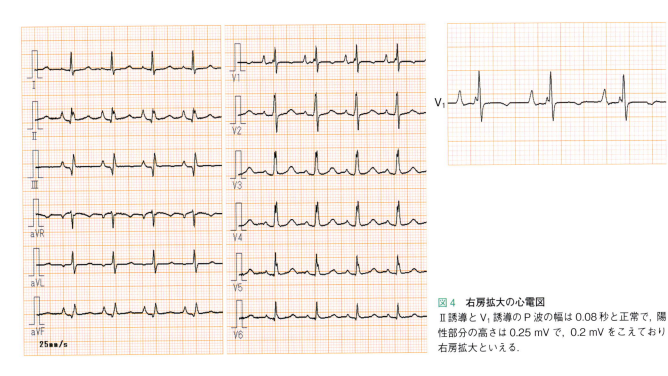

図4 右房拡大の心電図
II誘導とV₁誘導のP波の幅は0.08秒と正常で，陽性部分の高さは0.25 mVで，0.2 mVをこえており右房拡大といえる．

次にP波の高さ（振幅）と幅をみます．正常P波の高さはII誘導が最大で0.25 mV未満，幅もII誘導が最大で0.06〜0.10秒です．P波高が増大していれば右房拡大，P波幅が延長していれば左房拡大（図3），両方のP波変化の合わさったものを両房拡大と判断します．

右房拡大

II，III，aV_F誘導で0.25 mV以上の先の尖った形の高いP波（「尖鋭P波」や「肺性P波」とよばれます），あるいはV₁またはV₂誘導での陽性部分が0.2 mV以上のP波を認めた場合に右房拡大とします（図4）．右房拡大ではP波の幅は広がりません（図3）．

左房拡大

I，II誘導で二峰性で幅の広い0.10秒以上のP波，あるいはV₁誘導で二相性で陰性部分が大きいP波を認めた場合に左房拡大とします（図5）．P-terminal force（Morris指数）をご存じでしょうか．V₁誘導のP波の陰性部分の幅

Question 4

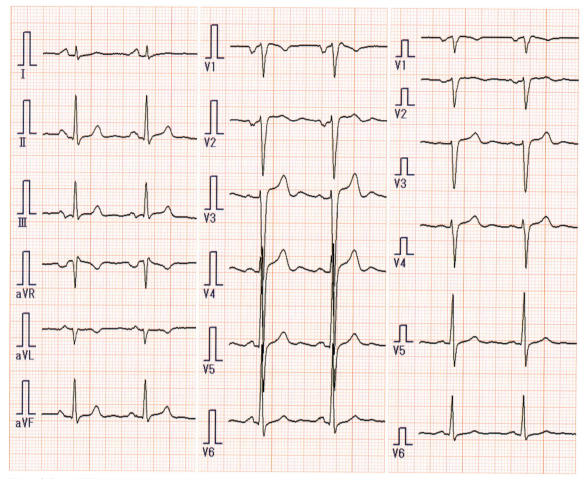

図5 高度の大動脈弁逆流症患者から得られた心電図
II誘導のP波の幅は0.12秒と広く，I，II，V₅，V₆誘導のP波は二峰性である．V₁誘導のP波は二相性で，陰性部分が大きく，左房拡大と診断できる．

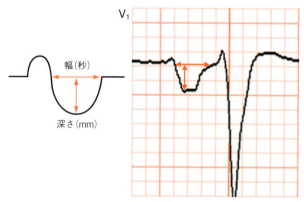

図6 P-terminal force（図5と同症例）
V₁のP波の陰性部分の幅（秒）と深さ（mm）の積をP-terminal forceといい，これが0.04秒・mm以上の場合を左房拡大と診断する．図5の患者さんのV₁誘導でのP波の陰性部分の幅は0.10秒で，深さは2mmである．その積は0.20秒・mmとなり，左房拡大と診断される．

（秒）と深さの積（mm）のことをいいます（図6）．これが0.04秒・mm以上，言い換えると，陰性部分の面積が記録紙のおおよそ小さい1マス以上となる場合を左房拡大があると診断します．

両房拡大

四肢誘導で0.25 mV以上の尖鋭で，かつ0.10秒をこえる幅広いP波，あるいはV₁のP波が二相性で，前半の陽性部分が尖鋭化し，後半の陰性部分の振幅も大きく幅も広い場合（図7）に両房拡大とします[3]．

問題の心電図は

さて，問題の心電図（図8）をみましょう．
①P波とQRS波は1対1の関係にあり，I，II，aVF誘

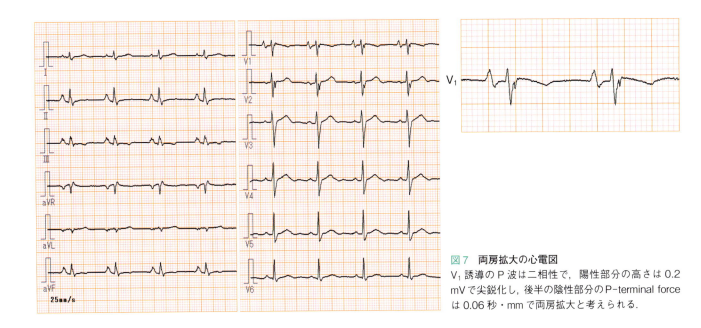

図7 両房拡大の心電図
V_1 誘導の P 波は二相性で，陽性部分の高さは 0.2 mV で尖鋭化し，後半の陰性部分の P-terminal force は 0.06 秒・mm で両房拡大と考えられる．

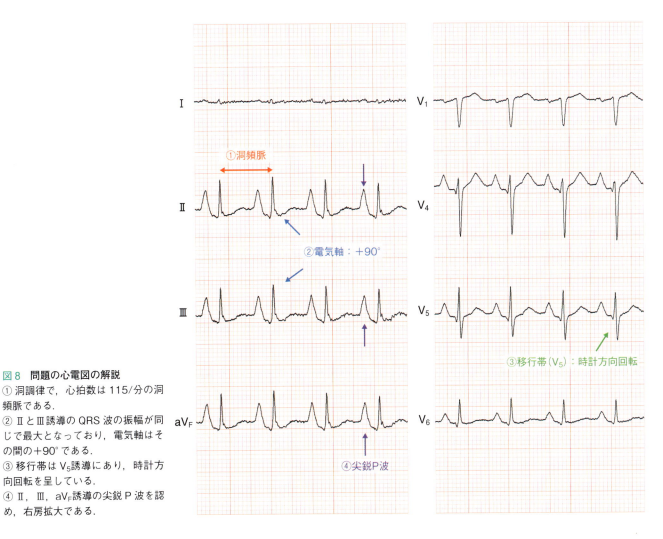

図8 問題の心電図の解説
① 洞調律で，心拍数は 115/分の洞頻脈である．
② II と III 誘導の QRS 波の振幅が同じで最大となっており，電気軸はその間の +90° である．
③ 移行帯は V_5 誘導にあり，時計方向回転を呈している．
④ II，III，aV_F 誘導の尖鋭 P 波を認め，右房拡大である．

Question 4

導で陽性 P 波を示していますので，洞調律といえます．心拍数は，R-R 間隔を計測すると 13 mm ですので，1,500÷13＝115/分となります．洞調律で心拍数が 100/分をこえています．洞調律で心拍数が 100/分以上を洞頻脈といいます．洞結節の興奮頻度が高まった状態で，健常人でも運動や興奮，発熱などでみられることがあります．また，貧血，感染，甲状腺機能亢進などの心臓以外の疾患でもよくみられます．

② II 誘導と III 誘導の QRS 波の振幅がほぼ同じで最大になっており，電気軸はその中間にあるので＋90°となります．

③ 移行帯は V_5 誘導にあるので，時計方向回転を示しています．

④ II，III，aV_F 誘導の P 波の振幅は 0.4 mV と増高し，尖鋭化しています．

以上の所見より，問題の心電図は洞頻脈＋時計方向回転＋右房拡大と診断できます．久保ら[4]は慢性肺疾患患者の心電図所見として，I 誘導の低電位差（高さ 3 mm 以下），右軸偏位が＋90°以上，V_5 誘導の S 波が 7 mm 以上，洞頻脈，V_5 誘導の R/S 比 1 以下（時計方向回転），肺性 P 波の頻度が高かったと報告しています．問題の心電図は，洞頻脈，時計方向回転，電気軸が＋90°，肺性 P 波を認めていますので，慢性肺疾患が疑われます．問題の心電図の患者さんは，慢性閉塞性肺疾患でした．

文献
1) 山村健一郎, 他：P 波のみかたと心房負荷. 小児科診療, **72**（5）：795-804, 2009.
2) 城尾邦隆：P 波のみかた, 考えかた. 小児科診療, **63**（2）：180-185, 2000.
3) 古荘浩司, 他：P 波の異常. 診断と治療, **94**（9）：1464-1468, 2006.
4) 久保 進, 他：慢性肺疾患の心電図所見—肺結核後遺症と慢性肺気腫の比較—. 医療, **49**（3）：200-204, 1995.

Point
- 右房拡大の心電図所見は，II，III，aV_F 誘導での尖鋭 P 波である．
- 左房拡大の心電図所見は，V_1 誘導での二相性で陰性部分が大きい P 波である．
- 両房拡大の心電図所見は，尖鋭でかつ幅の広い P 波である．

Question 5

この心電図を読んでください

動悸にて循環器科を受診した 77 歳，女性の心電図です．
不整脈がみられます．

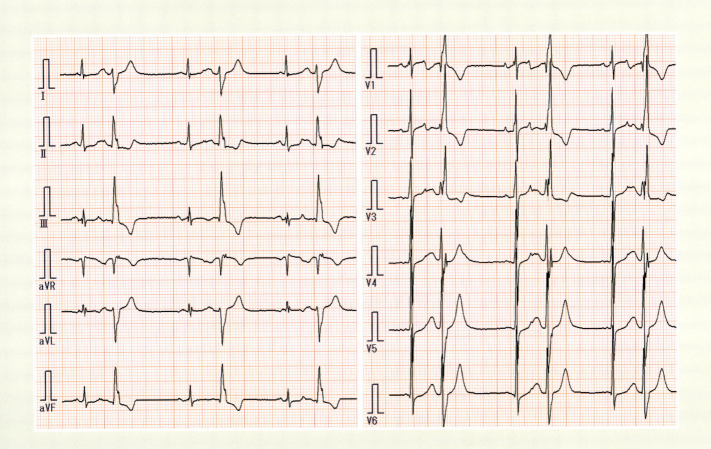

Question 5

解説

期外収縮とは？

心電図の基本的事項である心拍数，電気軸，移行帯，P波について学んできました．今回は，日常の心電図検査でよく遭遇する期外収縮を覚えましょう．

本来の収縮よりも早期に出現する収縮を期外収縮（premature contraction）といいます．「premature」を辞書で引くと「早い」，「早期」などの意味があり，期外収縮は早期収縮ともよばれています．期外収縮は，洞結節以外の場所から刺激が発生し，これが本来の収縮に先立って心臓を興奮させることにより発生します．刺激の発生部位により，上室期外収縮と心室期外収縮に分けられます[1]．上室期外収縮のうち，心房を起源とするものを心房期外収縮，房室接合部を起源とするものを房室接合部期外収縮とよびます．心室期外収縮は，心室を起源とする期外収縮です．

なお，通常の洞調律と期外収縮が交互に出現する場合を二段脈，洞調律2心拍の後に1回の期外収縮が出現することを繰り返す場合を三段脈といいます（図1）．

上室期外収縮の心電図の特徴

上室期外収縮は頻度が高く，加齢とともに発生率は増加します．上室期外収縮は，基本調律よりも早期に出現し，異所性刺激により発生しますので，洞結節由来のP波と形が少し異なり，それを異所性P波とよんでいます[2]．

異所性P波の形は発生起源により異なり，洞結節の近くから発生すると正常P波に類似する形となります．一方，房室接合部から発生すると，P波がQRS波に隠れて不明瞭になったり，QRS波の直後にみえたりします．心室への興奮の広がりは洞結節からの場合と同じ経路を通りますので，QRS波は洞結節のものとほぼ同じ形となります[2]．

以上をまとめますと，上室期外収縮の心電図の特徴は，R-R間隔は先行するR-R間隔より短縮し，P波の形は洞調律のP波と異なりますが，QRS波は洞調律とほぼ同じ形を示します（図2）．

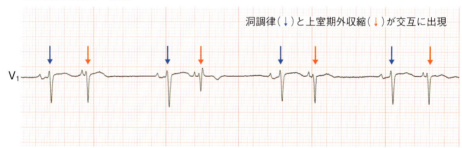

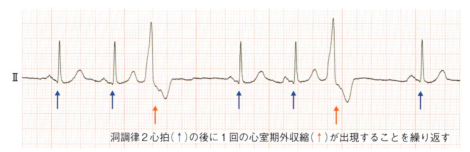

図1 期外収縮（二段脈と三段脈）

心室期外収縮の心電図の特徴

心室期外収縮は，正常心拍より早期に心室より刺激が発生し，QRS波を形成する不整脈です．心室期外収縮は伝導速度の遅い固有心筋を伝導して心室を興奮させるため立ち上がりは緩慢で，QRS時間（幅）は0.12秒（3 mm）以上と広くなり，T波はQRS波と反対の極性を有します．心室からの興奮であるために先行するP波を認めません（図3）．なお，多くの場合，洞結節に影響を及ぼさないためにP-P間隔は保たれますので，心室期外収縮の波形内に本来のP波をみることがあります（図4）．

問題の心電図は？

さて，問題の心電図をみてみましょう．

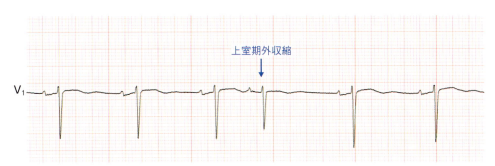

図2　上室期外収縮
前から3心拍は洞調律で，4拍目が上室期外収縮である．4拍目のP波はほかのP波と形が少し異なっているが，QRS時間は0.08秒と正常である．

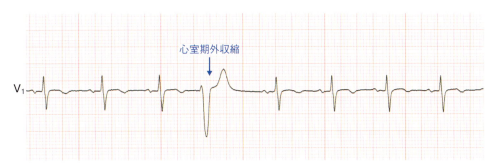

図3　心室期外収縮
前から3心拍は洞調律で，4拍目が心室期外収縮である．4拍目はP波を認めず，QRS時間は0.12秒と延長し，T波はQRS波の極性と反対である．

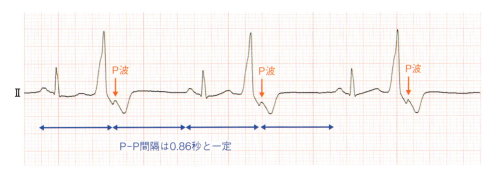

図4　心室期外収縮（二段脈）
洞調律と期外収縮が交互に出現しており，心室期外収縮の二段脈である．期外収縮のT波下降脚にノッチ（赤矢印）を認め，P波であることがわかる．このP波は本来のP波で，不応期にあたるため心室へは伝導せず，P波のみがみられる．P-P間隔は0.86秒で一定に保たれている．

Question 5

①1拍目の心電図はP波とQRS波が1対1の関係にあり，Ⅰ，Ⅱ，aV_F誘導で陽性P波を示し，QRS時間は0.10秒，PQ時間は0.16秒と正常で，洞調律であることがわかります（☞Question 1）．

②2拍目のQRS時間は0.12秒と延長し，T波はQRS波と反対の極性を示しています．これが交互にみられますので，先に記述した心室期外収縮（二段脈）と考えられます．

しかし，本当にそれでよいのでしょうか．V_1〜V_3誘導をよくみてください（図5）．

③1拍目のT波に不自然なノッチがみられ，このノッチがP波であると考えられます．P波を伴っていますので，上室期外収縮であることが推察されます．

先行するP波があり，上室期外収縮であるにもかかわらずQRS幅が広くなっています．これは，心室の脚が完全に不応期を脱していない時期に上室からの興奮が脚に達すると，機能的な脚ブロックを生じることがあるためで，これを心室内変行伝導とよびます[3]．不応期とは，心筋の再分極過程で新たな刺激に対して興奮できない時期を指します．不応期には，強い刺激を与えても反応しない絶対不応期とそれに続く比較的強い刺激で反応する相対不応期があります．一般的にはT波のピークまでが絶対不応期，ピーク以降が相対不応期となります．

QRS波は，右脚ブロック型を示すものが大半（70〜80％）を占めます．その原因として，右脚自体の長さが長い，走行が障害を受けやすい，不応期が左脚より長いなどが考えられています．脚の再分極過程が終了する前の興奮が原因ですから，タイミングのわずかな差によって，同じ右脚ブロック型でも不完全型から完全型まで，いろいろな型をとりうるといわれています．つまり，先行周期が長いほど，それに伴う不応期は長く，変行伝導は生じやすくなり，QRS波の変形も強くなると解釈されます[4]．

問題の心電図については，QRS幅が広い期外収縮ですが，先行するP波を認めることより，**変行伝導を伴う上室期外収縮（二段脈）**と診断されます．

今回は期外収縮を取り上げました．不整脈の心電図をみる時には，QRS波の形だけに注目するのではなく，P波の有無にも注意することが重要です．

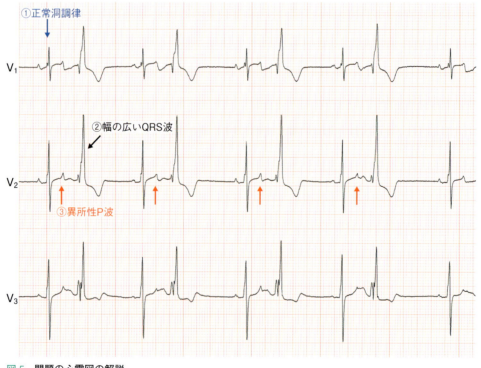

図5　問題の心電図の解説

ひとくちMemo | 非伝導性上室期外収縮（blocked SVPC）

　上室期外収縮は早期に刺激が発生するために，房室結節の不応期が残っていると心室への伝導が途絶され，異所性P波だけでQRS波が脱落する場合があります．これを非伝導性上室期外収縮といいます．V_1誘導を拡大すればよくわかりますが，2拍目のT波の形は1拍目，3拍目とは異なっており，異所性P波が重なっていることがわかります．

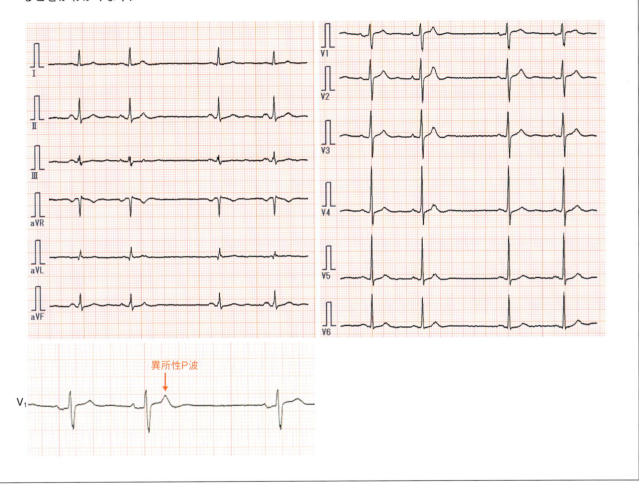

文献
1) 山﨑　明：予定より早くPやQRSが入る．心電図のパーフェクトマニュアル（渡辺重行，山口　巖編）．240-265，羊土社，2006．
2) 別部智司：知っておくべき不整脈—危険の少ない不整脈—．歯界展望，**117**（3）：538-541，2011．
3) 村川裕二：心室内変行伝導と心室期外収縮の鑑別．*medicina*，**32**（5）：918-920，1995．
4) 松尾博司：心室性不整脈と変行伝導．診断と治療，**81**（5）：991-995，1993．

Point
・右脚ブロック型の期外収縮をみた時には，先行T波の変形に注目する．
・不整脈の心電図判読時は，P波の有無にも注意する．

COFFEE BREAK

猫と心電図

　食肉目ネコ科の小型哺乳類．毛色は多様で体はしなやか，指先にはしまい込むことのできるかぎ爪があります．夜行性で，瞳孔は暗所では円形に，明所では針状に大きく変化します．原稿の締め切り間際になるとゴロゴロとやってきて邪魔をする習性も？

　猫の心臓病のほとんどは心筋症で，心電図は心筋症の早期発見につながるとのことです．

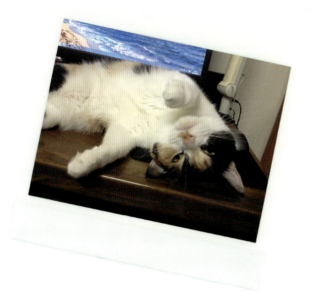

Question 6

この心電図を読んでください

不整脈にて紹介された54歳，男性の心電図です．

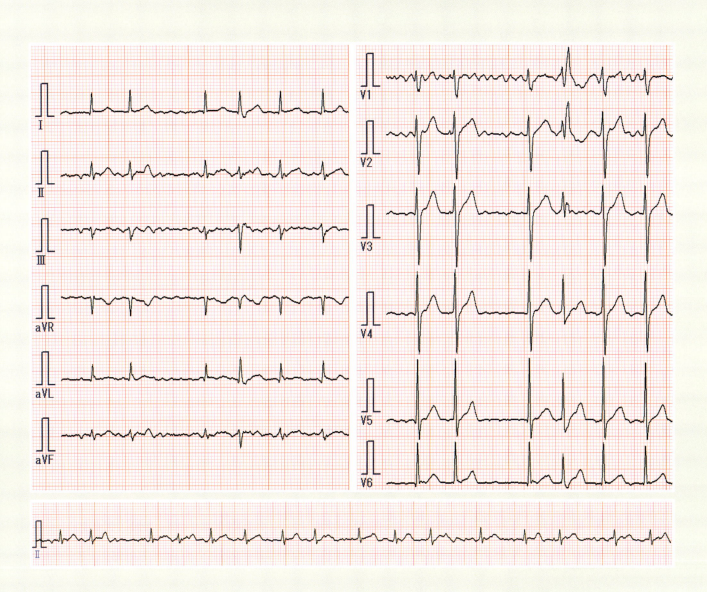

Question 6

解　説

問題の心電図は？

Question 5 では，不整脈のなかの上室期外収縮について学びました．今回も不整脈です．

まず，心拍数，電気軸，移行帯の復習をしてみましょう．問題の心電図は不整脈がありますので，心拍数は10秒間のQRS波を数えて6倍する方法を利用して計算しましょう．10秒間にQRS波は16個ありますので，心拍数は16×6で96/分となります．

電気軸をみてみましょう．I誘導とaV$_F$誘導のQRS波の上向きの振れと下向きの振れの和は正ですので，正常軸となります．ちなみにI誘導のQRS波の振幅が大きいので，I誘導の方向に電気軸がありますから（☞Question 2），電気軸は0°となります．

また，移行帯はV$_4$誘導にありますので正常です．

QRS時間は，4拍目を除くと0.10秒と正常範囲内です．

さて，不整脈があることは確かです．P波がはっきりせず，基線に不規則な細かい揺れがあり，T波にも重なっています．この揺れは，II，III，aV$_F$，V$_1$，V$_2$誘導で大きくはっきりとみることができます．R-R間隔は不整で，バラバラという表現がぴったりです．基線に不規則な細かい揺れがあり，R-R間隔が不規則といえば，心房細動です．「そんなことは最初からわかっている」という声が聞こえてきそうなほどに有名ですね．

次いで4拍目をみてみましょう．QRS時間は0.12秒と延長し，V$_1$誘導でrsR'型でT波は陰性です．I，aV$_L$，V$_5$，V$_6$誘導で幅の広いS波を認め，右脚ブロック型を呈しています．

Question 5 で，右脚ブロック型を示す期外収縮は変行伝導の可能性を考え，先行するP波を探そう，と書きまし

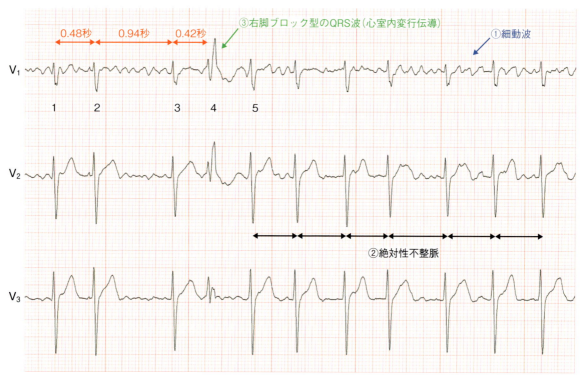

図1　問題の心電図の解説
① V$_1$誘導で不規則な細かい揺れ（細動波）がよくわかる．
② R-R間隔は不規則である（絶対性不整脈）．
③ 2拍目と3拍目のR-R時間は0.94秒と長く，3拍目と4拍目のR-R時間は0.42秒と短い．短いR-R間隔の後が右脚ブロック型のQRS波であり，心室内変行伝導であると考えられる．

た．しかし，心房細動ではP波はありません．けれども，心室への興奮の広がりは洞結節からの場合と同じ経路を通りますので，変行伝導は生じうると考えられます．伝導脚の不応期は先行心周期に依存し，先行心周期が長い時は不応期も長く，長い先行心周期の後で，かつ短い連結期ほど変行伝導を生じやすい[1]といわれています．

問題の心電図をみてください（図1）．確かに，2拍目と3拍目のR-R時間は0.94秒と長く，3拍目と4拍目は0.42秒と短くなっており，短いR-R間隔の後が右脚ブロック型を呈していますので，この波形は心室内変行伝導であると考えられます．

ということで，正解は変行伝導を伴う心房細動となります．

心房細動（atrial fibrillation, AF）

さて，心房細動は特徴的な心電図変化を示しますので，診断は比較的容易であるといえますが，本例のようなケースもありますので，心房細動について学習しましょう．

心房細動は，心房内に350〜600/分の高頻度の無秩序な興奮が起こり，洞結節の興奮は抑制され，洞性P波は消失します．心電図で，無秩序な心房興奮は基線の細かい不規則な揺れとしてみられ，細動波（f波）といわれます．多くの心房興奮の一部がたまたま房室結節の不応期を脱したタイミングでのみ心室へ到達し，心室興奮を引き起こします[2]．したがって，心室興奮を示すQRS波は不規則に出現し，絶対性不整脈といわれます．

まとめますと，心房細動の心電図の特徴としては，
① P波の消失
② 細動波（f波）
③ 絶対性不整脈

の3つがあげられます．

持続時間による分類

心電図ではじめて確認されたものを初発心房細動，7日間以内（24時間以内に自然停止する場合が多い）に自然停止するものを発作性心房細動（図2），7日以上続き薬剤や電気的除細動で停止するものを持続性心房細動，停止しないものを永続性心房細動と分類しています[3]．

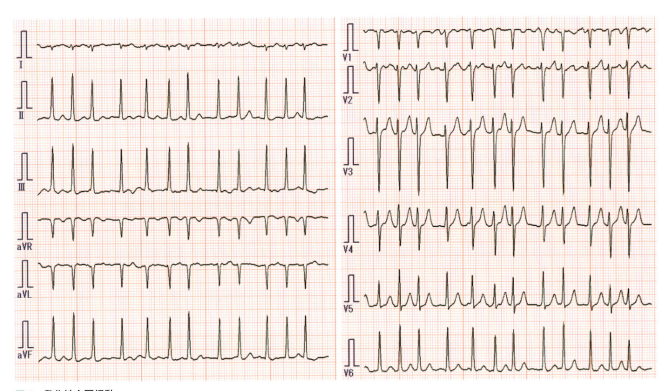

図2 発作性心房細動
心拍数は168/分と頻脈である．発作性心房細動では心拍数が比較的速いことが多い．

Question 6

細動波（f 波）の不明瞭な例（図3）

心房細動の病歴が長くなると，一般的にはf波は徐々に減高します．高齢者で，左房拡大がみられる症例に多いといわれています．細動波がはっきりしない場合には，洞停止や接合部調律との鑑別を要します[4]が，心房細動では絶対性不整脈を呈することから診断が可能です．

R-R間隔に不整を認めない例（図4）

明らかな細動波を認めるものの，R-R間隔が規則的なことがあります．これは，心房細動に完全房室ブロックが合併した場合にみられます．完全房室ブロックとは，心房から心室への興奮伝導がまったく途絶している状態で，心房と心室は無関係に興奮します．心房細動においても同様で，心室は房室接合部または心室補充調律により収縮しますので，R-R間隔は規則的で徐脈になります．

今回は心房細動を取り上げました．心房細動は臨床現場でもっとも多く遭遇する不整脈の一つで，加齢に伴う増加が指摘されています[5]．心房細動の心電図判読は比較的容易ですが，非典型例もあることから注意が必要です．f波と絶対性不整脈に注目して診断しましょう．

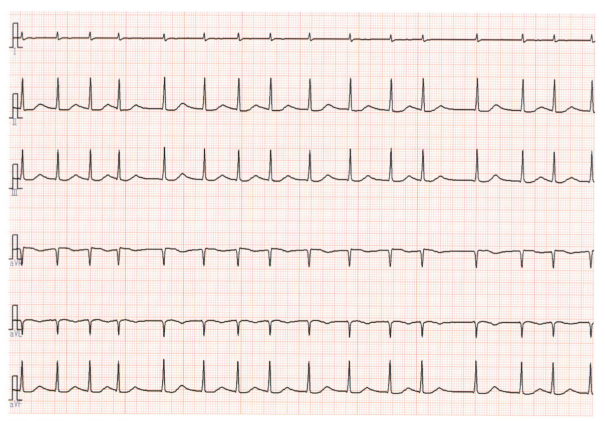

図3　細動波の不明瞭な例
僧帽弁狭窄症患者から得られた心電図である．細動波がはっきりしない．R-R間隔が不整（絶対性不整脈）であることから，心房細動と診断される．

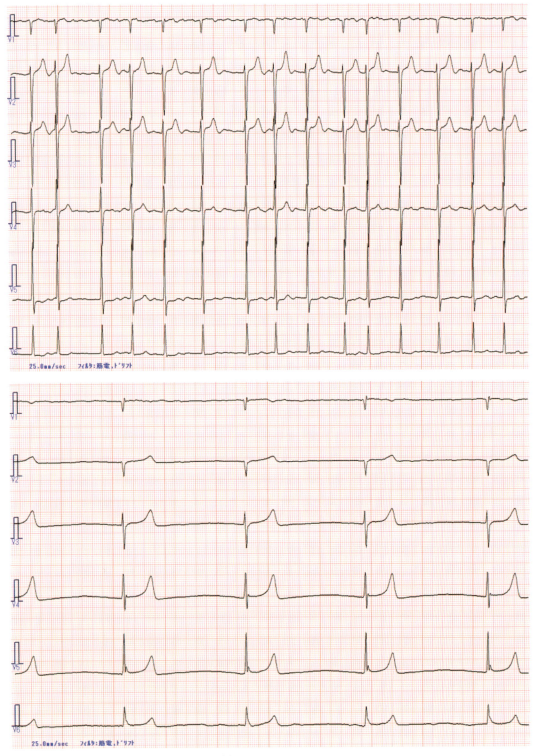

図4 完全房室ブロックを合併した心房細動の例
上：2009年の心電図，下：2010年の心電図．
2009年の心電図ではV_1誘導に細動波を認め，R-R間隔が不規則であることより心房細動であることがわかる．
2010年にはV_1誘導にわずかに不規則な揺れを認めるが，R-R間隔は整で，心拍数は25/分と著明な徐脈となっており，完全房室ブロックを合併した．

Question 6

> **ひとくち Memo** | 心房細動にみられる心室期外収縮
>
> 心房細動であっても心室期外収縮はみられます．通常，心室期外収縮では先行するR-R間隔に関係せず，一定の連結期で突然幅の広いQRS波が出現する[2]点が変行伝導との鑑別ポイントです．

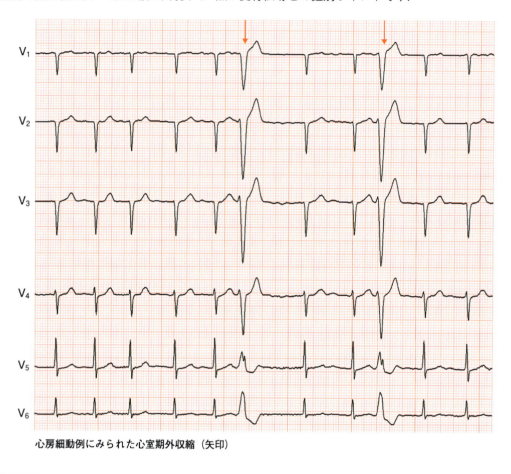

心房細動例にみられた心室期外収縮（矢印）

文献

1) 村川裕二：心室内変行伝導と心室期外収縮の鑑別. medicina, **32** (5)：918-920, 1995.
2) 加藤貴雄：心房細動の心電図所見. 診断と治療, **97** (5)：950-958, 2009.
3) 横式尚司：心房細動の病型と診断. 血圧, **18**(6)：531-537, 2011.
4) 二藤部丈司：心電図リテラシー R-R間隔が一定ではない不整脈にはどのようなものがありますか？ CIRCULATION Up-to-Date, **7** (1)：80-88, 2012.
5) 原澤泰比古：心房細動診療のアップ・トゥ・デート. 日本保険医学会誌, **110** (1)：1-11, 2012.

Point
- 心房細動の心電図所見は，P波の消失，細動波（f波），絶対性不整脈である．
- 絶対性不整脈が心房細動の診断のキーポイントとなる．

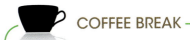 COFFEE BREAK

心電図判読の必需品だった「デバイダー」

　2本の針状の脚をもつ分割器．製図，測図などに使用され，2点間の寸法を写しとったり，縮尺を読んだりするために使われます．心電図検査では，R-R間隔を計測したり，P-P間隔やR-R間隔が一定であるかをみるために使用します．

　かつては心電図判読の必需品でしたが，ファイリングシステムの普及によってペーパーレスになり，最近はあまりみられなくなりました．

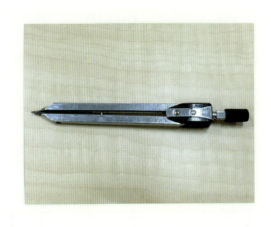

Question 7

この心電図を読んでください

頻脈で紹介された77歳,女性の心電図です.

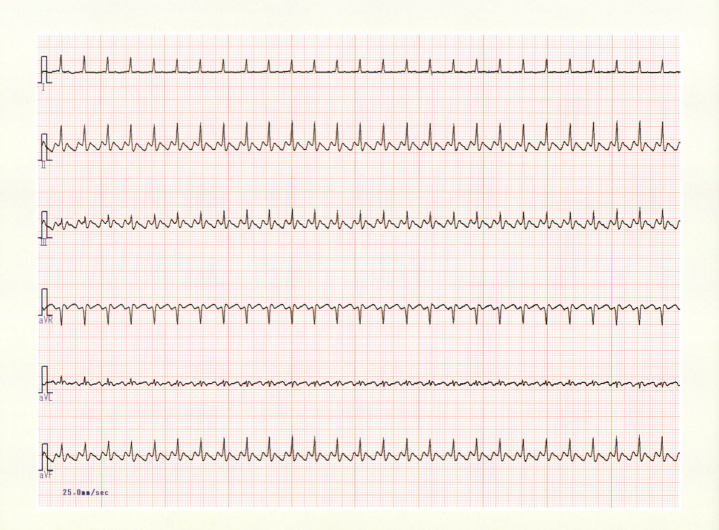

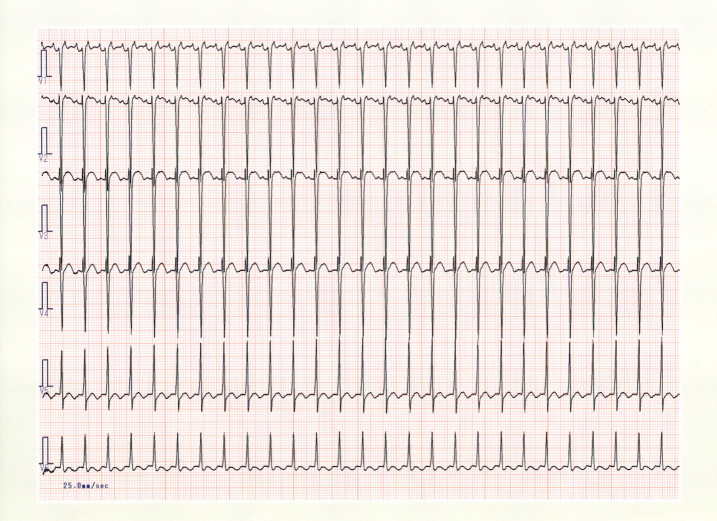

Question 7

解説

問題の心電図は？

頻脈で紹介された患者さんです．頻脈とは正常の心拍数をこえる場合をいいます．正常の心拍数は60〜99/分ですから，100/分以上が頻脈となります．まず，心拍数を計算してみましょう．R-R間隔は一定で9mmですから1,500÷9≒167/分と計算されます（☞Question 1）．100/分以上ですので，頻脈には間違いありません．

次に，電気軸をみてみましょう．Ⅰ誘導とaV_F誘導のQRS波の上向きの振れと下向きの振れの和は正ですから，正常軸となります．ちなみにⅡ誘導のQRS波の振幅が大きく，Ⅱ誘導の方向に電気軸がありますから，電気軸は＋60°となります（☞Question 2）．

また，移行帯はV₄誘導とV₅誘導の間にあり，正常です．

次いで，洞調律かどうかをみましょう．まず，P波を確認する必要があります．P波はⅡ，V₁誘導でもっとも明瞭に観察されます[1]．問題の心電図のⅡ誘導をみると，基線にノコギリの歯のような波が規則的にみられ，これはⅢ，aV_F誘導にもみることができます．V₁誘導では，T波に重なっており少しわかりにくいですが，1つのR-R間に2個のP波様の波を認めます（図1）．

以上の所見より，**2：1伝導の心房粗動**であることがわかります．鋸歯状の規則的な波はP波ではなく，粗動波（F波）とよばれます．

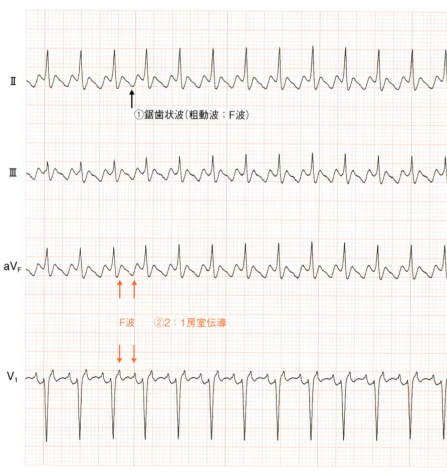

図1　問題の心電図の解説
①Ⅱ，Ⅲ，aV_F誘導で鋸歯状の規則的な波（粗動波：F波）を認める．
②1つのR-R間に2個のF波がみられる（2：1房室伝導）．

心房粗動（atrial flutter, AFL）

心房粗動は，右房内（三尖弁輪周囲）を大きく旋回するマクロリエントリーの機序によって発生します．すなわち，右房内の一定の回路を電気興奮がぐるぐる回ることによって頻拍が持続するわけです[2]．

心電図では，洞性P波はなく鋸歯状波とよばれる250〜350/分の規則的なF波の出現が特徴的であり，F波の形態に基づき通常型と非通常型に分けられます[3]．この分類は12誘導心電図から簡易的に分けられることより，古典的分類ではありますが現在でも臨床的によく使用されています．

通常型心房粗動の心電図の特徴

Ⅱ，Ⅲ，aV_F誘導で，「陰性」あるいは「下向き」と表現されるF波を認めます．鋸歯状ですので，陰性といわれてもわかりにくいですが，上行脚が急峻で下降脚が緩徐な波を陰性（下向き）といいます．

問題の心電図は陰性のF波を認めますので，通常型心房粗動と考えられます．通常型では，三尖弁輪を右室心尖部からみた場合，反時計方向回転，すなわち心房中隔を下から上，右房自由壁を上から下に興奮が旋回します[2]．

非通常型心房粗動の心電図の特徴

非通常型は，通常型と反対方向への回転，時計方向に興奮が旋回しますので，心電図ではⅡ，Ⅲ，aV_F誘導で陽性（上向き）のF波，すなわち緩徐な上行脚と急峻な下降脚を認めます．しかし，F波の極性は心房中隔および左房内興奮伝搬のベクトルで規定されるため，心房負荷やrotationにより典型的な波形を呈さない場合もあり[2]，F波の向きだけでは診断困難な場合も多いようです（図2）．

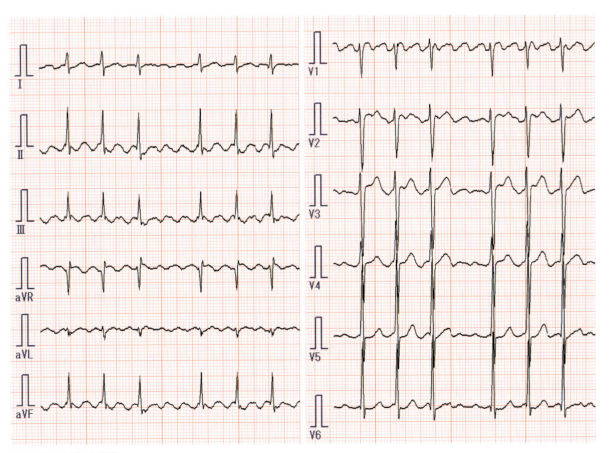

図2　**非通常型心房粗動**
電気生理学的検査にて非通常型心房粗動と診断された患者から得られた心電図である．極性を判断しにくいF波を認める．F波が陽性の場合，あるいは判断に迷う場合には非通常型の可能性がある．

Question 7

房室伝導

　高い心房レートに房室結節がついていけないために房室ブロックを生じ，種々の伝導比率で心室に興奮が伝わります．2：1や4：1房室伝導が多いようで（図3），特に未治療例では2：1伝導が多いといわれています．

　1：1（非常にまれですが）や2：1伝導例では，F波がQRS波に重なってしばしば鑑別が困難となるため，発作性上室頻拍との鑑別を要します．その場合には，頸動脈洞マッサージや薬剤（ベラパミルやATP）で房室伝導比を低下させると，F波の観察が容易となります[2,3]．しかし，現実には技師は処置や薬剤投与ができないため，判断に苦慮する場合も多いです（図4）．

　通常，規則的なF波が規則的な伝導比率で心室に伝わるためにR-R間隔は整となりますが，伝導比率が混在する状態になると，R-R間隔は不規則となることがあります（図5）．

　今回は心房粗動を取り上げました．心房粗動は，Ⅱ，Ⅲ，aV_F誘導で等電位線のない規則的な鋸歯状波（F波）を認めることより診断は比較的容易ですが，1：1や2：1房室伝導，言い換えれば150/分以上の頻拍では，F波が不明瞭となるために注意が必要です．

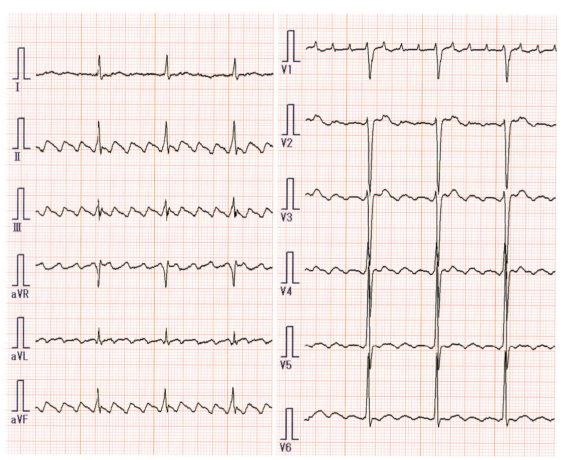

図3　4：1伝導の心房粗動
Ⅱ，Ⅲ，aV_F誘導でF波を認める．F波4個に対して1個の割合でQRS波を認め，4：1伝導であることがわかる．

頻脈時の心電図

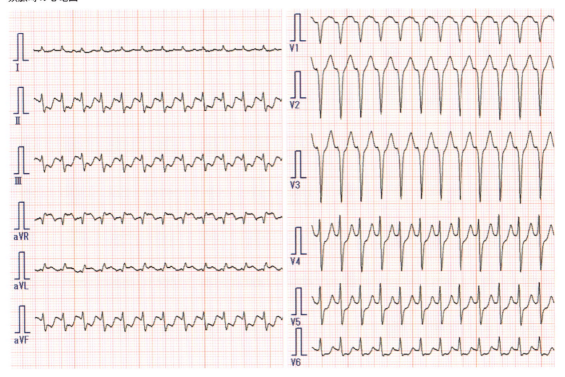

ATP投与後の心電図

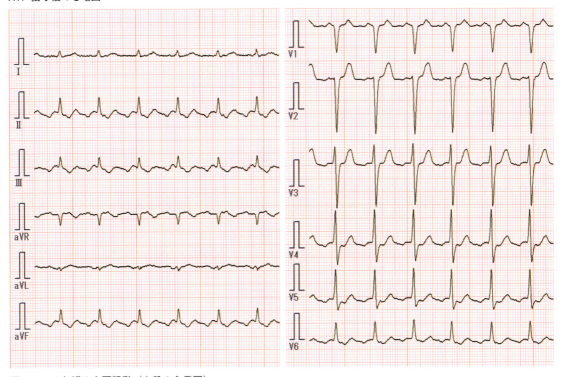

図4 1：1伝導の心房粗動（上段の心電図）
上段の心電図（頻脈時）では，F波とQRS波が重なって心房粗動とはわかりにくいが，ATP投与にて2：1伝導の心房粗動となり，F波がよくわかる．頻脈時には1：1伝導であったと判断できる．

Question 7

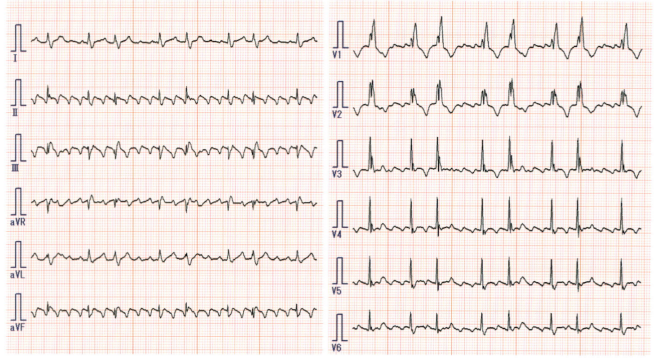

図5 R-R間隔が不規則な心房粗動
2:1伝導と4:1伝導の心房粗動が交互にみられ，R-R間隔が不規則となっている．

文献

1) 三田村秀雄：P波形・PQ偏位の見方．*medicina*, **32**（5）：859-861, 1995.
2) 荻ノ沢泰司, 野上昭彦：心房粗動の診断と治療. 診断と治療, **97**（5）：1042-1047, 2009.
3) 臼田和生：心電図からみた治療の選択　心房粗動．*medicina*, **32**（5）：960-963, 1995.
4) 宮内靖史：心房頻拍・粗動をどのように治療するのか. 治療, **92**（5）：1475-1479, 2010.
5) 森田典成, 小林義典：粗動波（F波）からの心房粗動・心房頻拍の鑑別. 月刊循環器（*CIRCULATION*）, **2**（6）：54-63, 2012.

> **Point**
> ・心房粗動の心電図では，等電位線のない鋸歯状の波である粗動波（F波）を認める．
> ・150/分以上の頻拍ではF波が不明瞭となるため注意する．

ひとくちMemo | 心房頻拍（atrial tachycardia）

　心房粗動と心房頻拍は，いずれも心房内の規則的な興奮による頻拍です．等電位線がなく鋸歯状波を形成し，興奮頻度が240/分以上のものを心房粗動，形態が一定のP波が一定の間隔の等電位線を挟んで連続し，興奮頻度が240/分以下のものを心房頻拍とよびます[4,5]．例外もあるようですが，「等電位線がないのが心房粗動で，等電位線があるのが心房頻拍」と覚えるのが簡単です．

　ちなみに等電位線とは，連続するP波の立ち上がり部分を結んだ線のことをいいます．いわゆる基線のことで，「等電位線がある」とは真っ直ぐな部分があるということです．

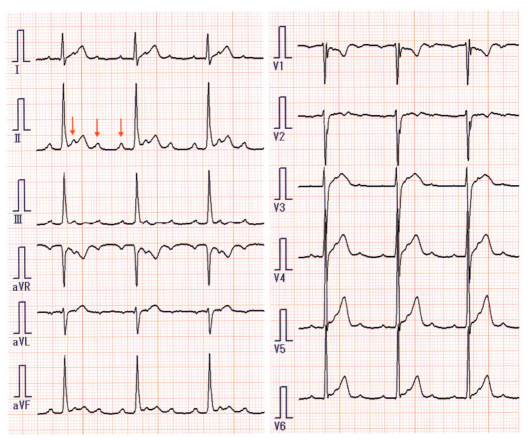

3：1伝導の心房頻拍
1つのR-R間に3個のP波（矢印）を認める．P波は一定の間隔の等電位線を挟んで連続している．

Question 8

この心電図を読んでください

心電図異常で紹介された66歳,女性の心電図です.
自覚症状はありません.

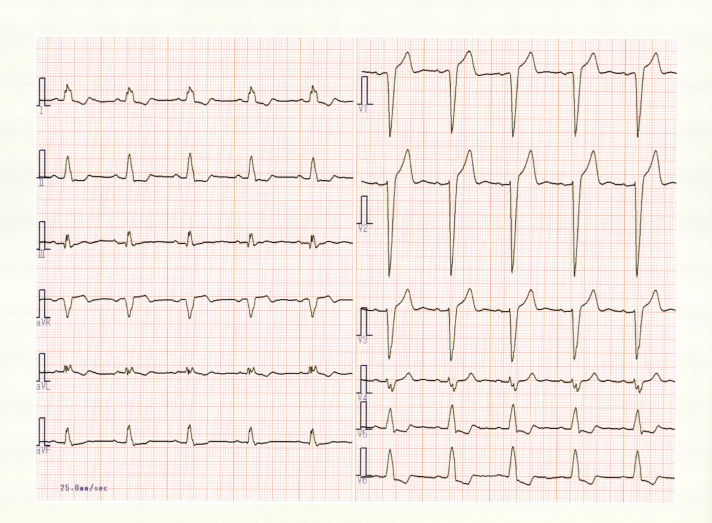

解説

問題の心電図は？

問題の心電図をみていきましょう．心拍数は，R-R間隔が一定で23 mmですから 1,500÷23≒65/分と計算され（☞ Question 1），正常です．電気軸は，I誘導とaV$_F$誘導のQRS波の上向きの振れと下向きの振れの和は正ですから，正常軸となります．移行帯は，V$_4$誘導とV$_5$誘導の間にあり正常です．

QRS波をみるにあたっては，第一にP波とQRS波が1対1の関係にあり，心房に引き続く心室興奮であることを確認したうえでQRS幅をみます[1]．問題のQRS幅は0.14秒です．QRS幅の正常値は0.06〜0.10秒ですので，明らかに延長しています．0.12秒以上は完全に異常で，0.10秒以上で0.12秒未満は軽い異常とみなします．「不完全」という表現も使われます[2]．

読者の皆さんはQRS幅をどの誘導で計測していますか？　私は，もっともQRS幅が広く測れる誘導で，かつ，測りやすい誘導で計測していますが，一般的にはQRS幅の計測には誘導によって難易がみられますので，肢誘導，特に第II誘導が計測しやすいとされています[2]．

幅広いQRS波

QRS幅の延長をきたす場合には，心室内の刺激伝導系の異常が考えられ，WPW症候群，脚ブロック，心室内伝導障害があげられます．脚ブロックとWPW症候群はともに特徴的な心電図変化を示しますので，QRS幅の延長がみられた場合には，まず脚ブロックとWPW症候群を疑って心電図をみます．そして，両者でない時に心室内伝導障害と考えましょう．

ちなみに心室内伝導障害を示す疾患には，心筋梗塞と左室肥厚や肥大を示す疾患，高血圧性心疾患，大動脈弁狭窄，肥大型心筋症，大動脈弁閉鎖不全症などがあります．

脚ブロックの復習

脚ブロックの話は**Question 2**で少し書きましたが，覚えていますでしょうか．復習しましょう．洞結節から出た刺激は，房室結節，ヒス束，左右の脚，プルキンエ線維を通って右室と左室に分布していきます．このうち右脚の伝導が障害されるものを右脚ブロック，左脚の伝導が障害されるものを左脚ブロックといいます[3]（図1）．

脚ブロックは，鍵となる3つの誘導，すなわちI，V$_1$，V$_6$誘導のみで診断が可能です[4]（図2）．右脚ブロックの典型的な波形は，①V$_1$誘導での三相性（rSR'あるいはrsR'型），②I，V$_6$誘導での幅広いS波です．右脚ブロックでQRS幅が0.10秒以上0.12秒未満を不完全右脚ブロック，0.12秒以上を完全右脚ブロックといいます．

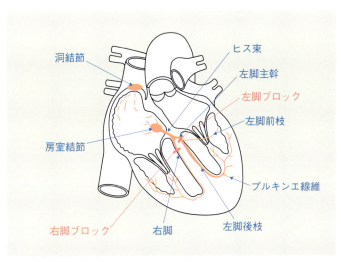

図1　刺激伝導系と脚ブロックの模式図

Question 8

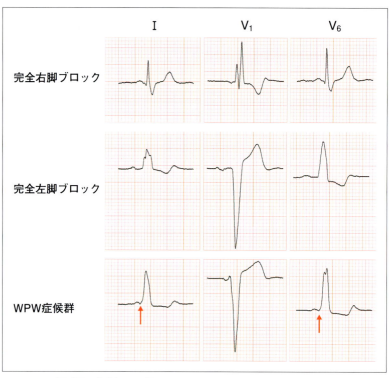

図2　QRS幅延長の代表例の心電図
QRS幅延長を認めた場合には図に示す3種類を疑う．脚ブロックは，Ⅰ，V_1，V_6誘導のみで診断可能である．
WPW症候群は，デルタ波（矢印）があり診断できる．ケント束の位置によりQRSの形が異なる．

　完全左脚ブロックの典型的な波形は，①V_1誘導でのrSまたはQS型，②Ⅰ，V_6誘導での幅広く分裂または結節（一相性または二相性と記載された本もあります）を認める陽性R波です．これら2つの誘導ではq波はみられません．

WPW症候群とは？

　心房と心室間に副伝導路（ケント束）が存在し，ケント束を通って早期に興奮が心室に伝わるものをWPW症候群といいます．WPW症候群の心電図の特徴は，①PQ時間の短縮，②デルタ波の存在，③QRS幅の延長です．
　デルタ波とは，QRSの立ち上がりの部分に小さな三角形の波が追加されたような形をしたものを指します（図2）．デルタとは「三角形をしたもの」という意味ですので，ぴったりした呼び名でわかりやすいですね．

ふたたび問題の心電図へ

　前述したように，まず脚ブロック，WPW症候群を疑い問題の心電図をみましょう（図3）．
　PQ時間は0.18秒で短縮しておらず，デルタ波もみられないので，WPW症候群は否定されます．Ⅰ誘導とV_6誘導のQRS波は結節のある陽性R波で，V_1誘導ではQS型を示していますので，完全左脚ブロックであることがわかります．
　左脚ブロックの際の興奮開始は，右室中隔部分と右室心尖部部分から始まり，次いで右室側および中隔左室へ伝えられますが，左室の筋量が多いために右室側の興奮は打ち消され，左室に向かうベクトルのみが残ります．さらに興奮は左室自由壁を進展していきますので，左後方へのベクトルとしてとらえられます（図4）．心電図はそれを反映し，V_1誘導では遠ざかるS波優位となり，V_6誘導では幅広いR波として現れるのです．
　興奮の開始・広がりが正常と大きく異なるために，その回復過程であるT波も正常とは大きく異なり，二次的なST-T変化として現れます[5]．心電図では，V_1〜V_3誘導で

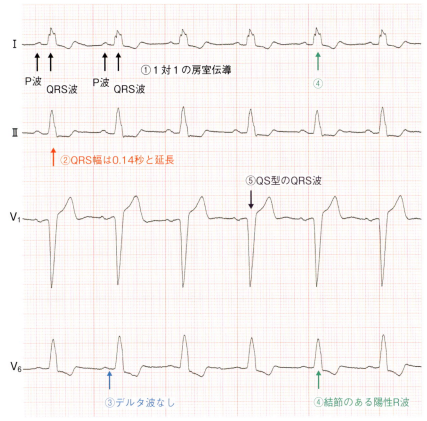

図3 問題の心電図の解説
①P波とQRS波は1対1の房室伝導（洞調律）であり、②QRS幅は0.14秒と延長している。
③PQ時間の短縮はなく、デルタ波も認めない（WPW症候群を否定）。
④ⅠとV₆誘導に結節のある幅広い陽性R波を認め、⑤V₁誘導のQRS波はQS型を示していることより、完全左脚ブロックと診断できる。

の陽性T波とST上昇、V₄〜V₆誘導でのST下降、陰性T波がみられるわけです。

問題の心電図をみると、V₁誘導はQS型でV₁, V₂誘導にST上昇を認めますので、初心者の方ですと急性心筋梗塞と間違えるかもしれません。左脚ブロックの二次性ST-T変化であることを覚えておきましょう。

今回は完全左脚ブロックを取り上げて、幅広いQRS波のみかたを解説しました。洞調律でQRS幅が延長している場合には、まず脚ブロックとWPW症候群を疑いましょう。

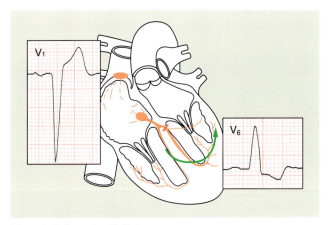

図4 左脚ブロックの模式図
左脚ブロックでは、左室の興奮は右室中隔から始まり、矢印のように左室自由壁へと進展していく。V₁誘導では遠ざかるS波優位となり、V₆誘導では幅広いR波となる。

Question 8

> **ひとくち Memo** | 不完全左脚ブロック
>
> 右脚ブロックは，QRS幅が0.12秒以上だと完全右脚ブロック，0.10秒以上で0.12秒未満だと不完全右脚ブロックと診断されます．しかし，不完全左脚ブロックの心電図を掲載している本はあまりありません．私も自施設で記録された心電図を探してみましたが，不完全左脚ブロックと自信をもって掲載できる心電図を見つけることができませんでした．不完全左脚ブロックは左室肥大症例に多く，肥大によるQRS延長との区別が難しいとの見解や，存在自体を疑問視する意見もみられます．

文献

1) 福田浩二，下川宏明：心電図を苦手にしないために 5．QRS波の見かた．臨床研修プラクティス，**6**（5）：30-38, 2009.
2) 小沢友紀雄，他：初歩から始める心電図のみかた9 幅広いQRSのみかた．綜合臨牀，**55**（2）：349-360, 2006.
3) 大塚ふよう，大江 透：QRS幅の延長．綜合臨牀，**47**（4）：727-734, 1998.
4) Ken Grauer 著，山口 豊，他監訳：わかりやすい心電図の読み方．メジカルビュー社，1995.
5) 飯沼宏之：完全左脚ブロックの診断と治療．綜合臨牀，**44**（6）：1689-1690, 1995.

Point
- 洞調律でQRS幅の延長がみられたら，まず脚ブロックとWPW症候群を疑う．
- 完全左脚ブロックの心電図所見は，V_1誘導でのrSまたはQS型，IとV$_6$誘導での幅広い陽性R波である．

Question 9

この心電図を読んでください

動悸を自覚して来院された30歳,女性の心電図です.
来院時には動悸は消失していました.

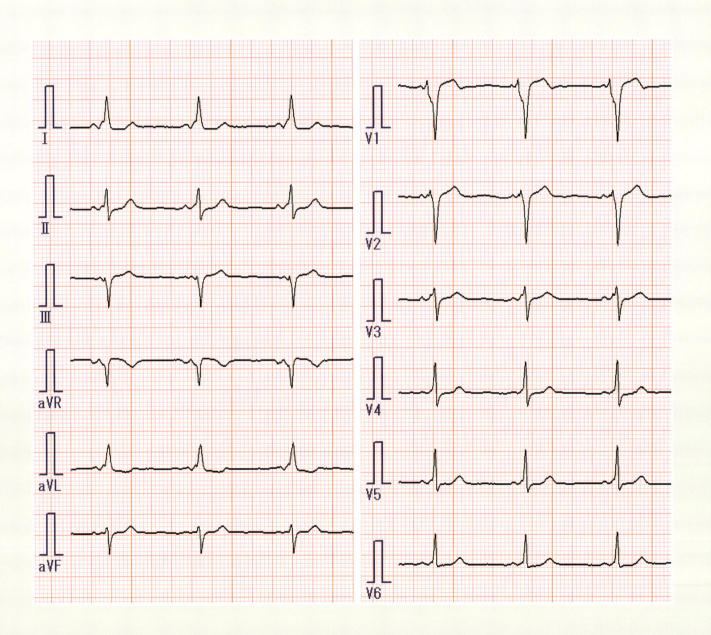

Question 9

解説

問題の心電図は？

問題の心電図をみていきましょう．心拍数，電気軸，移行帯のみかたはマスターしたと思いますので簡潔に解説していきます．心拍数は65/分と正常です．電気軸は左軸偏位を示し，移行帯はV_3とV_4誘導の間にあり正常です．

次にP波とQRS波をみると，1対1の関係にあります．続いてQRS幅を計測します．計測しやすいII誘導で測ると0.14秒となります．QRS幅の正常値は0.06～0.10秒ですから，延長しています．

P波とQRS波が1対1の関係にあり，幅広いQRS波を認める点は**Question 8**と同じです（図1）．QRS幅の延長がみられた場合には，まず脚ブロックとWPW症候群を疑い，PQ時間を計測し，I，V_1，V_6誘導でQRSの形をみます．P波がわかりやすいII，V_1誘導でPQ時間を測ると0.08秒となります．PQ時間の正常値は0.12～0.20秒ですので，短縮しています．QRS波形をみると，立ち上がりの部分に小さな三角形の波が追加されたような形をしており，デルタ波であることがわかります．

①PQ時間短縮，②デルタ波，③QRS幅延長を認めますので，**WPW症候群**と診断できます．

WPW症候群の心電図の特徴

心房と心室間に副伝導路（ケント束）が存在するために，早期に心室が興奮するものをWPW症候群といいます．心房の興奮がケント束を通って心室に直接伝わるため，そのぶんだけ心室を早期に興奮させ，PQ時間が短縮します．しかし，ケント束は固有心筋に連結しているので，通常の刺激伝導系よりも伝導速度が遅く，QRSの立ち上がりは緩徐でデルタ波を形成します．その後，房室結節を介した心室興奮と融合して，結果的にはQRS幅は延長し[1]，特徴的な心電図波形を呈するわけです．

心電図とケント束の位置

WPW症候群は，12誘導心電図上にデルタ波を有する「顕性WPW症候群」，デルタ波を有さない「潜在性WPW症候群」，間歇的にデルタ波が消失する「間歇性WPW症候群」に分けられます[2]．

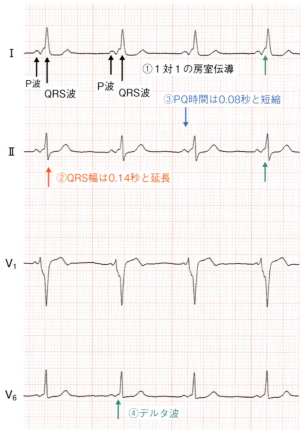

図1　問題の心電図の解説
①P波とQRS波は1対1の房室伝導であり，②QRS幅は0.14秒と延長している．③PQ時間は0.08秒と短縮し，④デルタ波を認め，WPW症候群と診断できる．

潜在性WPW症候群は，心室から心房への逆行性のみに興奮が伝導するためデルタ波はみられず，12誘導心電図では診断が困難です．顕性WPW症候群では，V_1誘導のQRS波形よりA型，B型，C型の3型に分類され，また，おおよそのケント束の位置を診断することができます（図2，3）．

A型はV_1誘導で上向きのデルタ波を伴った高いR波を示し，ケント束が左側（僧帽弁輪）に，B型はV_1誘導でrS型波形を示し，ケント束は右側（三尖弁輪）にあると考えられています．C型はV_1誘導でQS型あるいはQr型波形を示し，中隔副伝導路が多いとされています[3]．

しかし，これだけでは臨床的には不十分で，さらに前後方向の情報を加えることが望まれています．II，III，aV_F

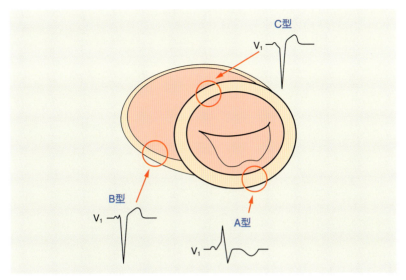

図2　WPW症候群のQRS波形とケント束の模式図
A型はV₁誘導でR型を示し，ケント束は左側に，B型はrS型を示し，ケント束は右側に，C型はQSあるいはQr型を示し，ケント束は中隔にあると考えられている．

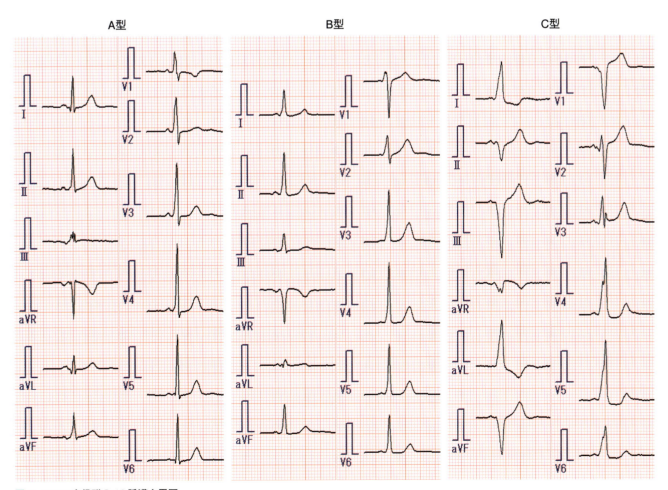

図3　WPW症候群の12誘導心電図

Question 9

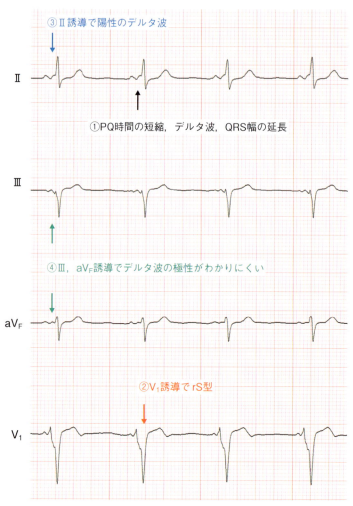

図4 問題の心電図（ケント束の部位の推察）
①PQ時間の短縮，デルタ波，QRS幅の延長を認め，WPW症候群と診断される．②V₁誘導でrS型を示しておりB型が疑われ，ケント束は右側にあると示唆される．③Ⅱ誘導で陽性のデルタ波を認めるが，④Ⅲ，aVF誘導でデルタ波の極性がはっきりしないので，ケント束は右側側壁にあると考えられる．

誘導のうちの2つの誘導でデルタ波が陽性であれば前壁，陰性であれば後壁，いずれでもない場合には側壁または中中隔の副伝導路が疑われます[4]．

WPW症候群にみられる不整脈

WPW症候群の10～30％に発作性上室頻拍と心房細動および粗動の頻拍発作が認められますが，もっとも高頻度（約70％）にみられる不整脈は，興奮波が房室結節を順行し，副伝導路を心室側から心房側へ逆行する正方向性の房室回帰性頻拍（atrioventricular reciprocating tachycardia, AVRT）です．4～10％において興奮波が房室結節を逆行して副伝導路を心房側から心室側へ伝わる逆方向性の房室回帰性頻拍が，10～40％に心房細動がみられます[2]．

ふたたび問題の心電図へ

さて，問題の心電図は，前述したようにPQ時間が0.08秒と短縮し，デルタ波，QRS幅の延長がみられることより，WPW症候群であることがわかりました（図4）．V₁誘導はrS型を示しており，B型が疑われます．ケント束はB型であることより右側（三尖弁輪）が考えられ，Ⅱ誘導で陽性のデルタ波がみられますが，Ⅲ，aVF誘導では極性がはっきりしません．したがって，B型でⅡ，Ⅲ，aVF誘導

> ### ひとくち Memo｜電気生理学的検査とカテーテルアブレーション
>
> WPW症候群における電気生理学的検査（electrophysiological study）は，潜在性WPW症候群の診断，ケント束や房室結節の伝導性（順伝導，逆伝導）の評価などのために行われます[2]．通常は右心室，ヒス束，冠静脈洞，高位右房に電極カテーテルを挿入して，電位を記録しながらプログラミング電気刺激を行い，ケント束の部位を診断した後に，心筋組織を高周波通電にて焼灼するカテーテルアブレーションを行うのが一般的です．
>
>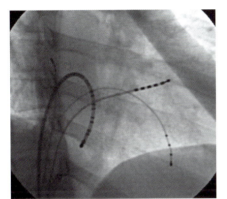
> 電極カテーテルX線透視像
>
>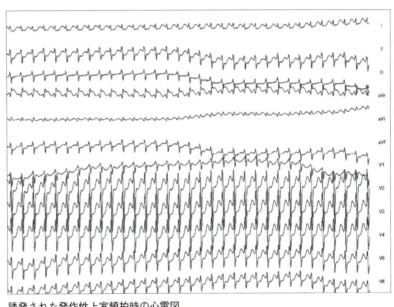
> 誘発された発作性上室頻拍時の心電図

のうちⅡ誘導以外はデルタ波が陽性でも陰性でもないため，ケント束は右側側壁にあると考えられます．

患者は電気生理学的検査を行い，AVRTが誘発されたことより，動悸の原因は発作性上室頻拍であったと考えられます．

今回は，幅広いQRS波を示す疾患の一つであるWPW症候群について解説しました．WPW症候群は，デルタ波という特徴的な心電図を示しますので，診断は比較的容易ですが，脚ブロックに類似する波形を示すことより脚ブロックとの鑑別が必要です．

文献
1) 小林洋一：早期興奮症候群（WPW症候群・他）．診断と治療，**94**（9）：1725-1734，2006．
2) 神山美之，他：WPW症候群．医学と薬学，**64**（5）：671-677，2010．
3) 中村好秀：研修医のための小児心電図のよみかた　Ⅲ．小児の不整脈 WPW症候群．小児科診療，**72**（5）：931-939，2009．
4) 安喰恒輔：不整脈の起源を知る．新 目でみる循環器病シリーズ 1 心電図（村川裕二 編），96-107，メジカルビュー社，2005．

> ### Point
> ・WPW症候群の心電図所見は，PQ時間の短縮，デルタ波，QRS幅の延長である．
> ・V_1誘導とⅡ，Ⅲ，aV_F誘導からケント束の部位を推察することが可能である．

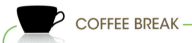 COFFEE BREAK

おしゃれな犬は検査が得意？

　食肉目イヌ科の哺乳類．嗅覚，聴覚が鋭く，もっとも古くから猟犬，番犬などとして家畜化されました．全般的に高い知能を有します．なかには冬になるとコタツで丸くなる犬もいます．

　失神時にはホルター心電図をつけることがあるとのこと．その際，電極が外れないようにホルタージャケットを着ます．最近ではふだんから服を着ている犬が多いためか，ジャケットを嫌がらないそうです．

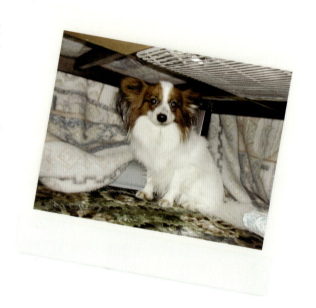

Question 10

この心電図を読んでください

徐脈で紹介された75歳，男性の心電図です．
これまでの解説を思い出しながら考えてください．復習問題です．

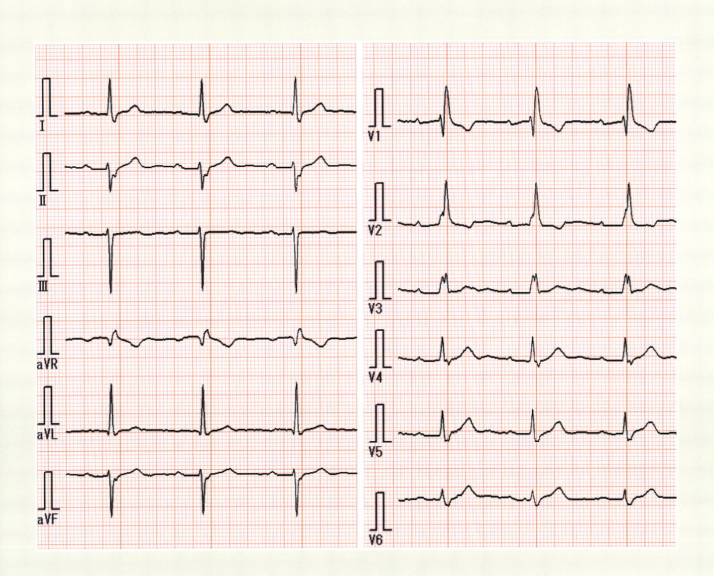

Question 10

解説

問題の心電図は？

問題の心電図をみていきましょう．心拍数は58/分です．心拍数の正常値は60〜99/分ですから，徐脈となります（☞Question 1）．電気軸は左軸偏位です．Ⅲ誘導のQRSの振幅が大きく，振幅の絶対値は負ですので，Ⅲ誘導（+120°）の反対側にある−60°となり，極端な左軸偏位といえます（☞Question 2）．

次に，P波とQRS波をみると，1対1の関係にあります．読者の皆様はもうすでにQRS幅が延長していることに気がついていると思いますが，QRS幅を計測すると0.14秒となり，延長しています．QRS幅の正常値は0.06〜0.10秒です．

P波とQRS波が1対1の関係にあり，幅広いQRS波を認める点は Question 8，9 と同じです（図1）．

QRS幅の延長がみられた場合には，まず脚ブロックとWPW症候群を疑い，PQ時間の計測とⅠ，V_1，V_6誘導でQRSの形をみます．それではPQ時間を計測しましょう．

P波がわかりやすいのはⅡ，V_1誘導ですので，PQ時間を計測すると0.26秒となります．PQ時間の正常値は0.12〜0.20秒ですので，延長しています．PQ時間の延長を認め，デルタ波もありませんので，WPW症候群は否定できます．V_1誘導でのQRS波は，rSR'型の三相性を示し，Ⅰ誘導とV_6誘導で幅広いS波を認めますので，完全右脚ブロックであることがわかります（☞Question 8）．

PQ時間について

PQ時間とは，P波の始まりからQRS波の始まりまでの時間で，洞結節からの興奮が心室筋を興奮させるまでの時間を示します．ほとんどは，伝導の遅い房室結節の通過に

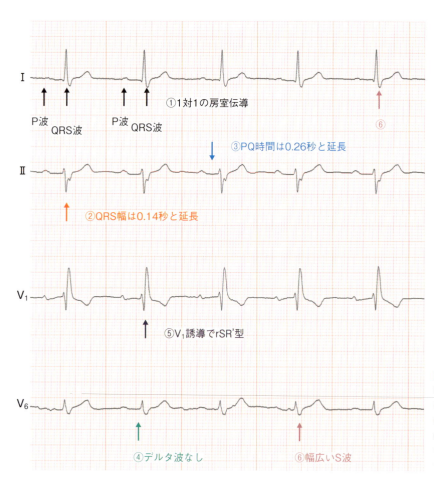

図1 問題の心電図の解説
①P波とQRS波は1対1の房室伝導であり，②QRS幅は0.14秒と延長している．③PQ時間は0.26秒と延長している．④デルタ波を認めない．⑤V_1誘導でrSR'型を示し，⑥Ⅰ，V_6誘導で幅広いS波を認め，完全右脚ブロック＋PQ延長と診断できる．

要する時間と考えられています[1]．

正常値は，先にも書きましたが0.12〜0.20秒です．PQ時間が0.21秒以上に延長したものをⅠ度房室ブロックといい，一般的には房室ブロックのなかではもっとも程度が軽いといわれています．

房室ブロックの心電図の特徴

房室ブロックは，心房からの刺激が房室伝導系の障害により，途中で遅延もしくは途絶する不整脈です（図2）．Ⅰ度房室ブロックはPQ時間の延長を認めますが，心房の興奮がすべて心室に伝導するために，QRS波の脱落はありません．Ⅱ度房室ブロックは，ときどき房室伝導が途絶するため，P波の後のQRS波が脱落します．Ⅲ度房室ブロック（完全房室ブロック）は，心房の興奮が心室へまったく伝導されないために，P波とQRS波が無関係に出現します[1]．

ふたたび問題の心電図へ

再度，問題の心電図をみてみましょう（図3）．PQ時間は延長していますが一定で，QRS波の脱落を認めませんので，Ⅰ度房室ブロックと判断できます．また，電気軸が極端な左軸偏位を認めることより，左脚前枝ブロックが疑われます（☞Question 2）．さらに，完全右脚ブロックも伴っていますので，3つのブロックが合併していることが考えられます．これを3枝ブロックといいます．3枝ブロック

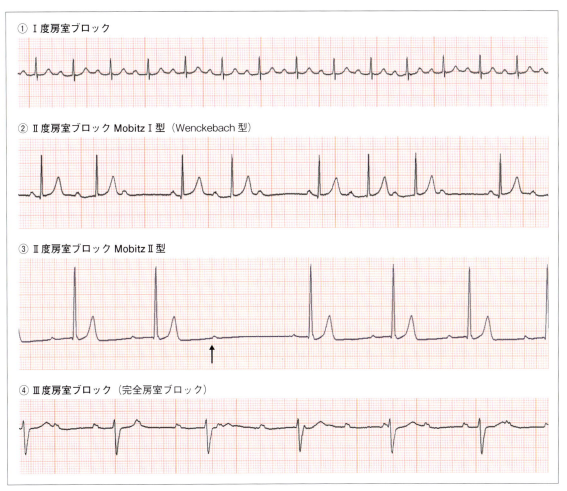

図2 房室ブロックの心電図
① Ⅰ度房室ブロック：PQ時間が0.24秒と延長している．
② Ⅱ度房室ブロック Mobitz Ⅰ型：PQ時間が徐々に延長し，QRS波が脱落している．
③ Ⅱ度房室ブロック Mobitz Ⅱ型：P波（矢印）の後のQRS波が突然脱落している．
④ Ⅲ度房室ブロック：P波とQRS波がまったく無関係に出現している．

Question 10

> **ひとくち Memo** | 極端な左軸偏位の考え方
>
> Question 2 で，極端な左軸偏位は-30°～-90°で，左脚前枝ブロックが疑われることを学びました．言い換えれば，-30°以上であれば極端な左軸偏位であるともいえます．Ⅱ誘導でのQRS波の振幅の和が0であれば-30°になりますので，Ⅱ誘導で振幅の和が0もしくは負であれば，極端な左軸偏位であるといえます．
>
> 極端な左軸偏位を診断するのであれば，作図法や6軸法を用いて電気軸を求めるより，この考え方が簡単ですね．
>
> ただし，Ⅰ誘導で振幅の和が正でなければなりません．

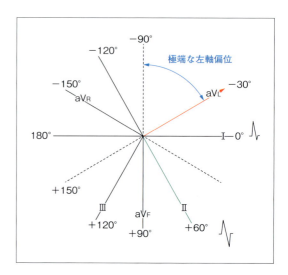

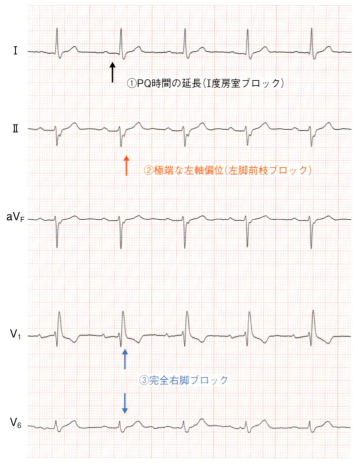

図3 問題の心電図（3枝ブロックの診断）
① PQ時間の延長を認めるが，PQ時間は一定でQRS波の脱落を認めないので，Ⅰ度房室ブロックと診断できる．
② Ⅱ誘導のQRS波の振幅の和は負なので，極端な左軸偏位であり（☞ひとくちMemo：極端な左軸偏位の考え方），左脚前枝ブロックが疑われる．
③ 完全右脚ブロックを伴っており，3つのブロックが合併しているので，3枝ブロックと診断できる．

には，心電図上判読可能なものとして下記の組み合わせが生じえます[2]．

① 完全右脚ブロック＋左脚前枝ブロック＋房室ブロック（Ⅰ度〜Ⅱ度）
② 完全右脚ブロック＋左脚後枝ブロック＋房室ブロック（Ⅰ度〜Ⅱ度）
③ 完全左脚ブロック＋房室ブロック（Ⅰ度〜Ⅱ度）（図4）

しかし，実際には左脚後枝がもっとも障害を受けにくいことから，本例（①）の組み合わせがほとんどです．

Ⅰ度房室ブロックとは？

Ⅰ度房室ブロックは，大部分が房室結節内での機能的または可逆的な障害によるもの[3]で，多くは経過観察でOKです．しかし，問題の心電図のような幅広いQRS波を伴う場合は，房室結節より下位のヒス束やプルキンエ線維の伝導障害で起こっていることがあり，Ⅱ度房室ブロックや完全房室ブロックに進行する可能性が高い[4,5]と考えられています．緊急性はないのですが，ヒス束心電図を記録するなどの精密検査をしたうえで，ペースメーカー留置の要否を評価する必要がある[4,5]といわれています．

さて，問題の心電図ですが，心拍数は58/分で1：1房室伝導であることより洞徐脈，さらに完全右脚ブロック＋左脚前枝ブロック＋Ⅰ度房室ブロックを認めることから3枝ブロックの合併と診断することができます．

今回は，復習を兼ねて3枝ブロックを取り上げました．Ⅰ度房室ブロックは健常人にもみられるため，それほど注意を払わないことが多いのですが，幅広いQRS波を伴っている場合にはⅡ度以上の房室ブロックに進行するかもしれないので，注意が必要であることを覚えておきましょう．

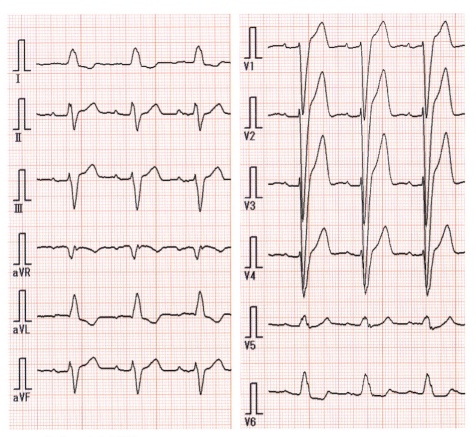

図4　3枝ブロックの心電図
QRS幅は0.16秒と延長し，Ⅰ誘導とV₆誘導のQRS波は結節のある陽性R波で，V₁誘導ではrS型を示しているため，完全左脚ブロックである．また，PQ時間は0.22秒と延長している．完全左脚ブロックにⅠ度房室ブロックが合併しており，3枝ブロックといえる．

Question 10

ひとくちMemo | 2枝ブロック

2枝ブロックとは，心室内の刺激伝導路である3枝（右脚，左脚前枝，左脚後枝）のうち2枝が伝導障害をきたしている場合をいい，①完全右脚ブロック＋左脚前枝ブロック，②完全右脚ブロック＋左脚後枝ブロック，③左脚前枝ブロック＋左脚後枝ブロックがありますが，③は完全左脚ブロックと区別できないので，実際には①と②があります．

左脚前枝ブロックは極端な左軸偏位，左脚後枝ブロックは極端な右軸偏位より診断するので，2枝ブロックは完全右脚ブロック＋軸偏位により診断します．

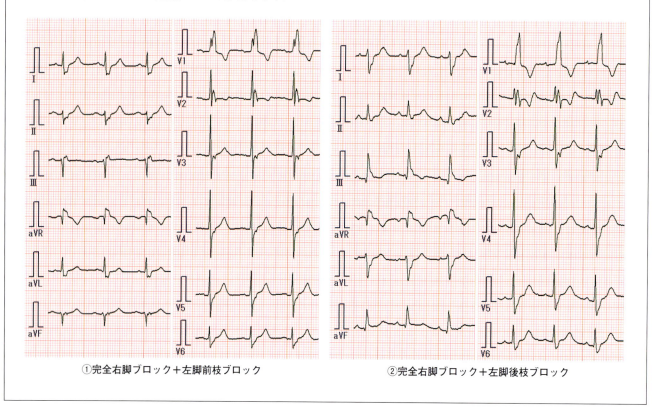

①完全右脚ブロック＋左脚前枝ブロック　　②完全右脚ブロック＋左脚後枝ブロック

文献

1) 中川幹子，他：不整脈診療の基本と新しい対応　心電図の読み方．臨牀と研究，**83**（10）：1439-1443，2006．
2) 森　経春：心室内伝導障害．心電図「再」入門．104-110，南江堂，2000．
3) 佐藤明美：心電図の波形から異常をどうやって見抜く？　5 PQ時間の異常—房室ブロック（Atrioventricular block）．月刊ナーシング，**31**（4）：32-33，2011．
4) 佐竹修太郎，他：心電図の読み方．*Modern Physician*，**17**（10）：1239-1242，1997．
5) 堀口真仁：危険な心電図　緊急度を予測してこう動く！　第7回　健康診断で異常を指摘された．*Emergency Care*，**21**（3）：221-224，2008．

Point

- 2枝ブロックは，脚ブロックと電気軸から診断する．
- 3枝ブロックは，2枝ブロック＋PQ時間延長で診断できる．
- I度房室ブロックに幅広いQRS波を伴う場合は注意が必要である．

Question 11

この心電図を読んでください

高血圧にて紹介された65歳，女性の心電図です．

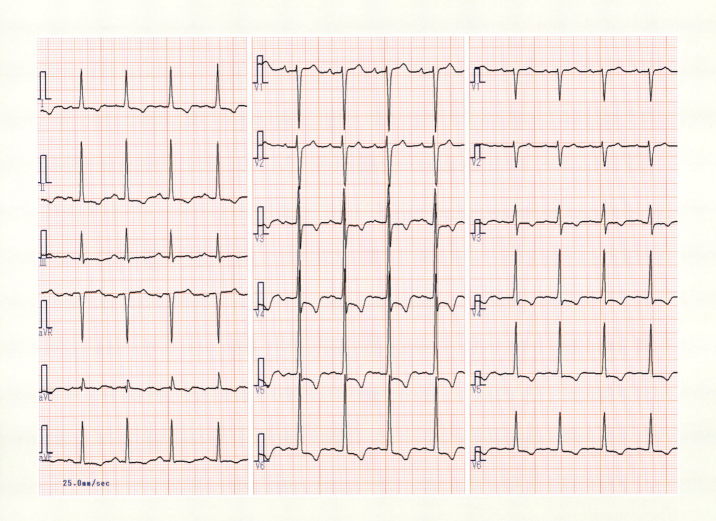

Question 11

解説

QRS波の振幅（高さ）

QRS波の異常には，形の異常，幅の異常，振幅（高さ）の異常があります．形と幅の異常については，Question 8〜10で取り上げましたので，今回はQRS波の振幅に注目しましょう．

QRS波の振幅，言い換えればR波の高さやS波の深さは，誘導により異なります．正常心電図は下記の基準に当てはまります[1]．

① R波の高さは V_1〜V_5 にかけて高くなる
② V_1，V_2 誘導ではR波はS波より小さい
③ V_5，V_6 誘導ではR波はS波より大きい
④ R波の高さは，高くても2.5 mVをこえない
⑤ S波の深さは，深くても2.5 mVをこえない

左室高電位の基準

左室高電位とは左室側誘導，つまりⅠ，aV_L，V_5，V_6 誘導でのR波の増高をいいます．それに対して右室をみている誘導である V_1，V_2 誘導ではS波が深くなります．臨床でよく利用されているミネソタコードでは，左室高電位の基準[2]を

① V_5 あるいは V_6 誘導のR波の高さ ≧ 2.6 mV
② Ⅰ，Ⅱ，Ⅲ，aV_F 誘導のいずれかのR波の高さ ≧ 2.0 mV，または aV_L 誘導のR波の高さ ≧ 1.2 mV
③ $SV_1 + RV_5$（RV_6）> 3.5 mV

としていますので，これらの基準を満たす場合には，左室高電位ということができます．

$SV_1 + RV_5$（RV_6）は，V_1 誘導のS波の深さと V_5（あるいは V_6）誘導のR波の高さの和を意味します．私は新人の時に習った③で左室高電位を判断していますが，①と③が覚えやすいと思います．

左室肥大の心電図の特徴

左室肥大の成因は，大動脈弁狭窄や高血圧などによる左室圧負荷と，僧帽弁逆流，大動脈弁逆流や心室中隔欠損などによる左室容量負荷とに大別できます．通常，左室圧負荷では左室壁の肥厚，左室容量負荷では左室内腔の拡大を認めますが，心電図ではいずれも左室肥大と表現されます[3]．左室高電位（QRS波の増高），心室興奮時間の延長（QRS幅の延長），ST-T変化は，左室肥大の3大特徴といわれています[4,5]．また，それ以外の変化として左軸偏位，左房負荷，陰性U波などを伴うことがあります．

左室圧負荷の心電図変化には，左室高電位，QRS幅の軽度延長とストレイン型ST-T変化があげられます．QRS幅の延長は，QRSの開始からR波の頂点までの時間（心室興奮時間：ventricular activation time，VAT）が延長するために起こります[3]が，QRS幅は0.10秒程度の正常上限から軽度延長といえる程度です．左側胸部誘導（V_5，V_6）でみられるストレイン型のST-T変化とは，下降脚は上に凸の緩やかな下降，上行脚が急峻な不等辺三角形型の陰性T波をいいます（図1，2）．

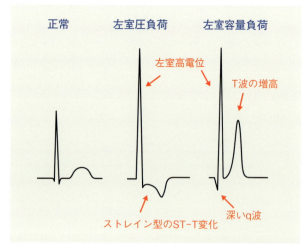

図1 左室肥大の典型的な心電図変化（V_5，V_6 誘導）
左室圧負荷では左室高電位とストレイン型のST-T変化，左室容量負荷では左室高電位，T波の増高と深いq波が特徴である．

左室容量負荷の心電図変化には，左室高電位，左側胸部誘導での増高あるいは尖鋭化したT波と深いq波がありますが（図1，図3），病態の進行に伴い圧負荷と同様の心電図変化[6]となり，心電図所見での容量負荷と圧負荷の鑑別には限界があるといわれています[5]．また，圧負荷による左室肥大であっても肥大が軽度であれば，ストレイン型ST-T変化をとらず陽性T波を示します．

　心エコー法が普及した現在では，心電図による鑑別の役割は限られていると考えられます．

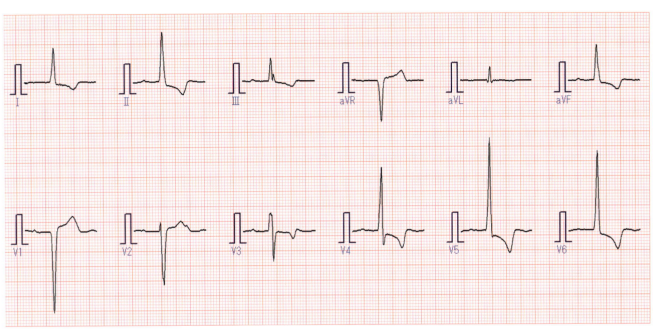

図2　高度の大動脈弁狭窄例の心電図
QRS幅は0.10秒と正常，SV_1+RV_5は5.9 mVと左室高電位を示し，Ⅰ，Ⅱ，Ⅲ，aV_F，V_3〜V_6誘導でT波の陰転化とストレイン型のST-T変化を認める．PQ時間は0.24秒と延長し，Ⅰ度房室ブロックを合併している．

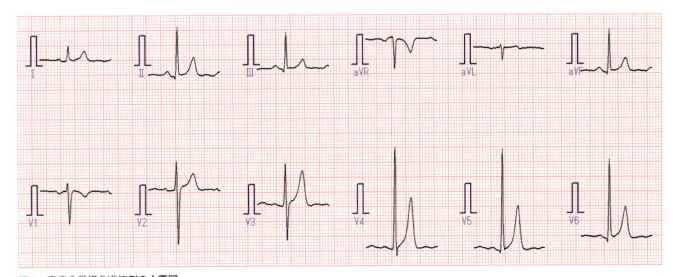

図3　高度の僧帽弁逆流例の心電図
QRS幅は0.08秒と正常，SV_1+RV_5は4.5 mVと左室高電位を示し，V_3〜V_5誘導でT波の増高を認める．また，V_5，V_6誘導でq波を認める．

Question 11

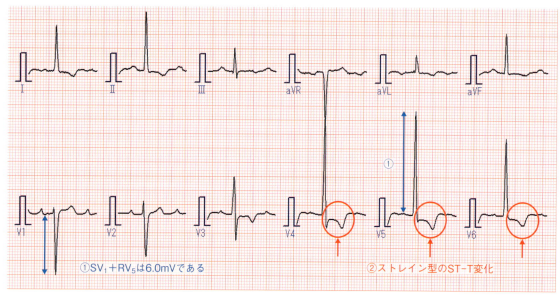

図4 問題の心電図の解説
① SV_1+RV_5 は 6.0 mV で左室高電位である.
② V_4〜V_6誘導でストレイン型のST-T変化（陰性T波）を認め，左室肥大と診断できる.

問題の心電図は？

問題の心電図をみていきましょう．心拍数は83/分，電気軸は正常軸で，移行帯は V_2 と V_3 誘導の間にありますので正常です．

次に，P波とQRS波をみると1対1の関係にあり，PQ時間は0.20秒と正常です．QRS幅を計測すると0.10秒となり，これも正常となります．

次にQRS波の振幅を計測してみましょう（図4）．V_5誘導のR波の高さは3.8 mVで，SV_1+RV_5 は6.0 mVとなり，左室高電位であるといえます．V_3〜V_6誘導のT波は陰転化しており，V_4〜V_6誘導では下降脚が緩やかで上行脚が急峻な，いわゆるストレイン型のST-T変化を認めます．

左室高電位とストレイン型のST-T変化を認めることより，左室肥大と診断できます．この患者さんは高血圧で受診されているため，圧負荷による左室壁肥厚が疑われます．

今回は，QRS波の振幅（高さ）の異常である左室肥大を取り上げました．左室電位は胸壁の厚さや胸水，浮腫などの影響を受けるために，偽陽性あるいは偽陰性が多いといわれています．特に日本人の若年男性など，痩せ型体型では胸壁の抵抗が少なく，高電位となりがちです[7]．「左室高電位＝左室肥大」ではないことを覚えておきましょう．

文献

1) 庄司正昭，他：QRS波の形（高さ，幅，形態）の異常．HEART nursing，**22**（8）：806-815，2009．
2) 関 博人，前田如矢：ミネソタコード―基本と判読の実際．金原出版，1987．
3) 住田善之：検査報告書の書き方―心電図検査編―④左室肥大．Medical Technology，**30**（11）：1314-1316，2002．
4) 森 経春：心肥大．心電図「再」入門．114-118，南江堂，2000．
5) 杉本孝一：心電図で左室肥大や拡張をどこまで読めるか？ 容量負荷と圧負荷をどこまで区別できるか？ 臨床医，**23**（4）：469-471，1997．
6) 小沢友紀雄 編著：心電図診断基準100．中外医学社，1992．
7) 山科 章：左室肥大と心筋症は心電図でどこまで読めるか．月刊循環器（CIRCULATION），**2**（6）：33-40，2012．
8) 川良徳弘，椎名晋一：心電図．臨床検査学講座（第2版）生理機能検査学．1-70，医歯薬出版，2005．

Point
- 左室肥大の心電図所見は，左室高電位，QRS幅の軽度延長，ST-T変化である．
- 心電図所見での左室容量負荷と圧負荷の鑑別には限界がある．

ひとくちMemo | 心室興奮時間（ventricular activation time, VAT）

　心室興奮時間とは，QRS波の開始からR波の頂点までの時間を指し，心室の興奮開始から胸壁電極直下の心筋に興奮が達するまでの時間と考えられています[8]．正常値は文献によって多少異なりますが，V_1，V_2誘導で0.035秒以内，V_5，V_6誘導で0.045秒以内です．左室肥大では，左室壁肥厚または左室内腔の拡大により左室内興奮伝搬が遅れるために0.05秒以上になります[5]．

　しかし，通常の12誘導心電図ではVATの正確な計測は困難であることが多く，また，0.045秒と0.05秒を判別するのは不可能と思われます．左室肥大では，VATの延長のためにQRS幅も軽度延長するとの知識は必要と思いますが，VATが延長しているから左室肥大であると診断するのは難しいと考えます．

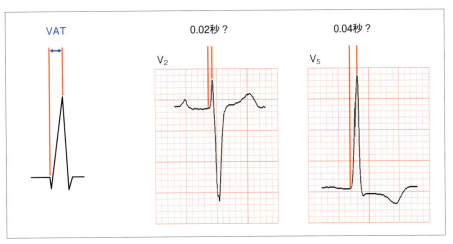

VATの計測
問題の心電図では，V_2誘導のVATは0.02秒，V_5誘導のVATは0.04秒と計測され，V_2誘導は正常と思われるが，V_5誘導は0.05秒でないとは言いきれない．VATの計測は通常の12誘導心電図では難しい．

COFFEE BREAK

筋電図の混入

　筋電図は，周波数が 10〜1,500 Hz の不規則な波です．基線にトゲ状の波が混入すると心電図判読の妨げとなるため，患者さんにリラックスしてもらうように指示します．
　下記の心電図では，Ⅰ誘導とⅡ誘導に筋電図がみられます．これは，患者さんの右手に力が入っていることが原因と考えられるため，右手の力を抜くように具体的に指示をします．

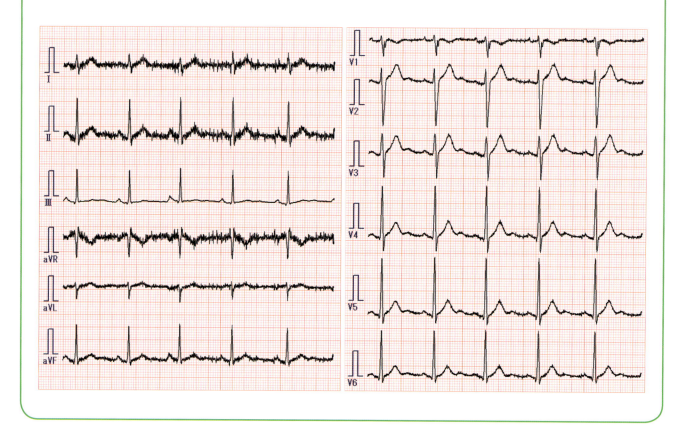

Question 12

この心電図を読んでください

呼吸困難にて紹介された60歳，女性の心電図です．

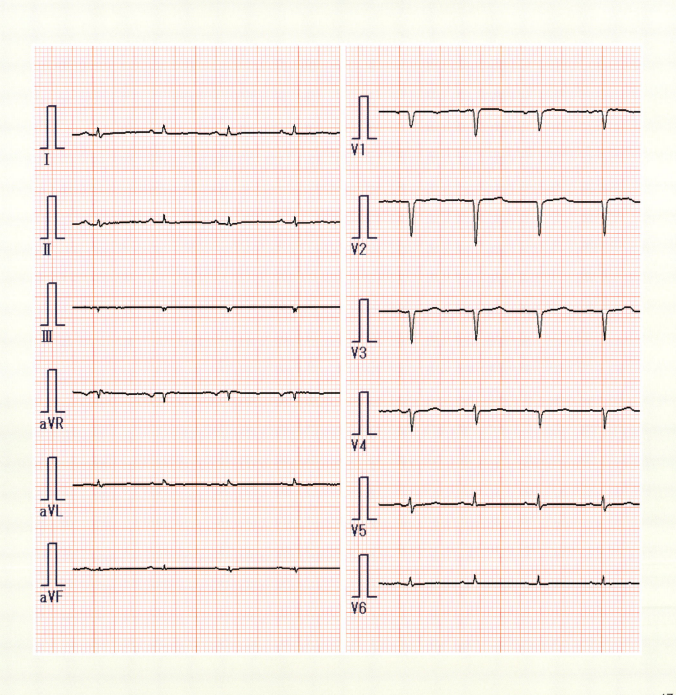

Question 12

解説

問題の心電図は？

今回もQRS波の振幅の異常を取り上げます．振幅を計測すれば答えは出てきますね．

まず，心拍数は94/分，電気軸は左軸偏位を示し，移行帯はV_4とV_5誘導の間にありますので正常です．P波とQRS波は1対1の関係にあり，PQ時間は0.14秒と正常です．QRS幅を計測すると0.08秒となり，これも正常となります．次に，QRS波の振幅を計測してみましょう．誘導により多少の変動がありそうですので，4心拍を平均しましょう．I誘導には0.02 mV程度の小さなq波を認め，R波高は0.2 mVですので，振幅は0.22 mVとなります．aV_R誘導のS波高は0.2 mVです．胸部誘導ではV_2誘導がもっとも電位が高く，0.01 mV程度の小さなr波があり，S波高は0.89 mVですから振幅は0.9 mVとなります．

低電位差とは？

低電位差は，QRS波の振幅が異常に低下している場合をいいます．QRS波の振幅（基線から上下の和）が肢誘導のすべての誘導で0.5 mV未満を「肢誘導の低電位差」，胸部誘導のすべての誘導で1 mV未満を「胸部誘導の低電位差」といいます．低電位差が生じる原因としては，広範囲の心筋梗塞や心筋障害などにより心臓の起電力が低下している場合，粘液水腫，心膜液貯留，胸水貯留，肺気腫，肥満[1,2]などがあります．しかし，実際にはこの判定基準を満たす症例は少なく，QRS振幅の低電位の進行または改善をみることで患者の病態の変化を知ることができます[1]（図1）．

低電位差のみかた[1]

QRS波の振幅が小さい場合には，まず，どの誘導が低電

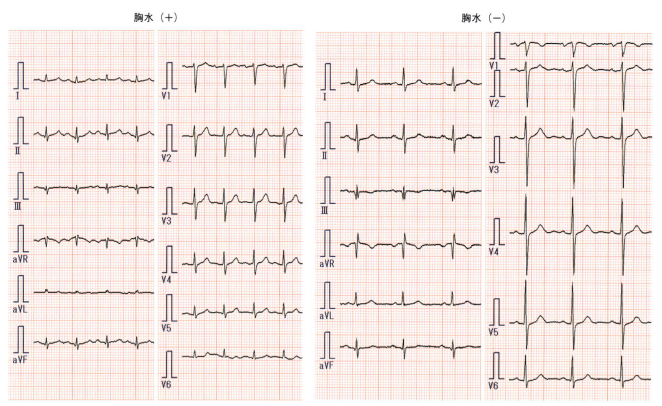

図1 胸水貯留による低電位差
同一患者の胸水貯留時（胸水＋）と胸水が貯留していない時（胸水−）の心電図を示す．胸水貯留により肢誘導の低電位差がみられる．胸部誘導のQRS振幅は低電位差の基準を満たしていないが，胸水貯留していない時に比べると電位が低くなっていることがわかる．

左側気胸患者の12誘導心電図

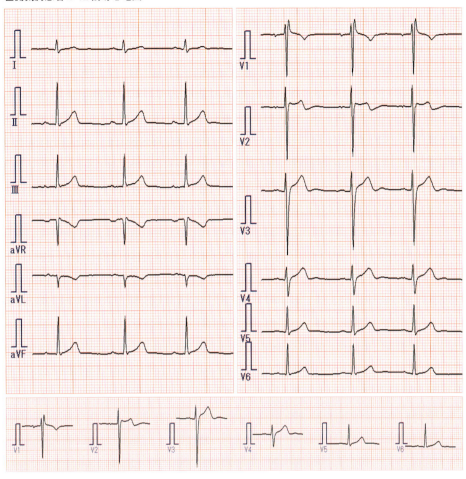

健常人の胸部誘導心電図

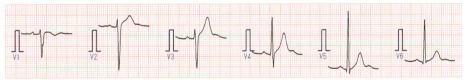

図2　左側気胸患者と健常人の心電図
左側気胸患者の心電図をみると，V_4〜V_6誘導のQRS波の振幅が低いが，低電位差の基準は満たしていない．健常人の胸部誘導心電図と比べると電位が低いことがわかる．

位差であるかをみましょう．全誘導で基準に達している場合には，上記であげた疾患が考えられます．肢誘導のみに低電位差がみられた場合には，心臓の位置，特に起電力の主ベクトルが前後方向に向いていて，左右上下方向のベクトルが小さい場合が多く，健常人にもみられますので異常とは断定できません．胸部誘導のみに低電位差がみられることはめったにありません．左側胸部誘導（V_4〜V_5誘導）に低電位差がみられる場合には，左室側壁に何らかの異常がある，あるいは左胸水貯留，肺気腫，左側気胸[3]（図2）などの異常があることがあります．

ふたたび問題の心電図へ

問題の心電図に戻りましょう．QRS波の振幅は，肢誘導で0.5 mV未満，胸部誘導で1.0 mV未満であり，どちらも低電位差の基準を満たしていることから，問題の心電図は低電位差と診断できます．この患者さんは胸部CTと心エコーにて多量の心膜液貯留を認めました．

今回は低電位差を取り上げました．低電位差は，QRSの振幅が小さいことから診断は容易です．

Question 12

ひとくち Memo | 電気的交互脈

　電気的交互脈[4]とは，QRS波やT波あるいはU波が1拍ごとにその大きさや極性を交互に変化させる現象です．いくつかの誘導に出現する時と，12誘導のすべてに認められる場合があります．電気的交互脈が心膜液貯留患者にみられることがあり，その機序としては，心膜液の貯留により心臓の位置が1心拍ごとに変化するためと考えられています．

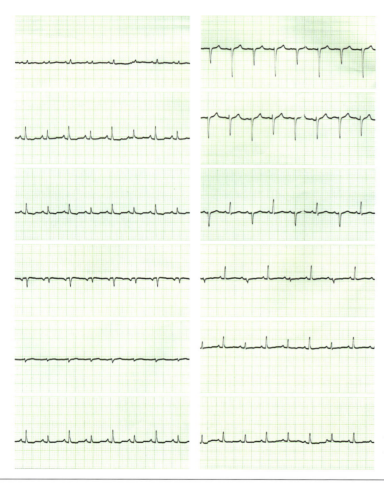

多量の心膜液貯留がみられた患者から得られた心電図
心拍数は125/分と頻脈である．1心拍ごとにQRS波高が変化していることがわかる．

文献

1) 小沢友紀雄，他：QRS低電位差のみかた．綜合臨牀，**56**（1）：165-176, 2007.
2) 森　博愛：QRS波の低振幅を示した50歳男性．臨牀と研究，**58**（1）：176-178, 1981.
3) 津島健司：自然気胸における心電図変化．診断と治療，**86**（11）：1781-1787, 1998.
4) 松原　哲，他：心電図の新しい読み方 電気的交互脈とその意義．臨床医，**23**（4）：606, 1997.

Point

- 低電位差の心電図所見は，QRS波の振幅が肢誘導で0.5 mV未満，胸部誘導で1.0 mV未満である．

Question 13

この心電図を読んでください

動悸，胸焼けを主訴に受診した72歳，男性の心電図です．

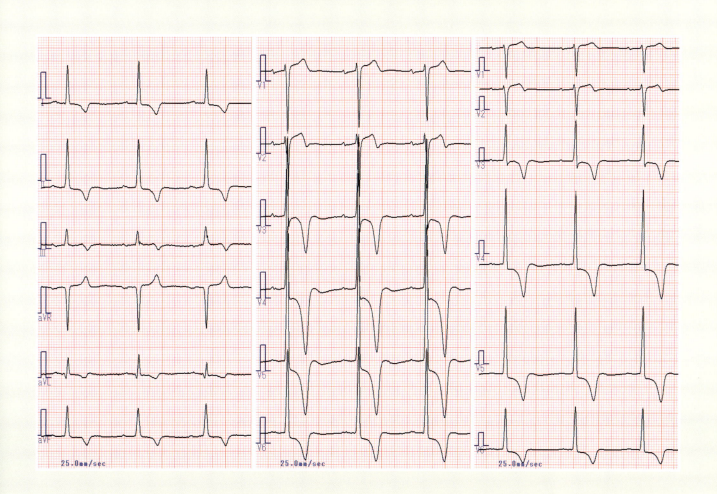

Question 13

解 説

問題の心電図は？

Question 11では，QRS波の異常のうち振幅の異常である左室高電位について学びました．今回も左室高電位を取り上げます．

まず，問題の心電図をみてみましょう（図1）．心拍数は54/分で，60/分未満ですから徐脈です．電気軸は正常軸で，移行帯はV_2とV_3誘導の間にありますので正常です．

次に，P波とQRS波をみると1対1の関係にあり，P波はⅠ，Ⅱ，aV_F誘導で陽性となっており，洞調律であるといえますので，洞徐脈となります．PQ時間は0.22秒と延長していますので，Ⅰ度房室ブロックが考えられます．QRS幅を計測すると0.10秒で正常です．

次に，QRS波の振幅を測ってみましょう．V_5誘導のR波の高さは5.2 mVで，SV_1+RV_5は7.4 mVとなり，左室高電位であるといえます．

また，V_3～V_6誘導のT波は陰転化しており，V_4誘導の陰性T波がもっとも深く，2.5 mVに達しています．

陰性T波

T波の異常には極性と振幅，形の異常があり，陽性，陰性，尖鋭，平低，二相性などと表現されます（図2）．陰性T波がすべて異常というわけではありません．aV_R誘導では陰性T波が正常ですし，Ⅲ，aV_L，aV_F誘導では正常でも陰性T波がみられることがあります．また，V_1，V_2誘導では，若年者や女性で軽度の陰性T波をみることがあります[1]．

陰性T波には，対称性と非対称性の陰性T波があります．急性心筋梗塞や心筋虚血でみられる左右対称性の陰性T波は，冠性T波とよばれます．Question 11で取り上げた左室肥大でみられるストレイン型の陰性T波は，非対称性陰性T波の代表的なものです．

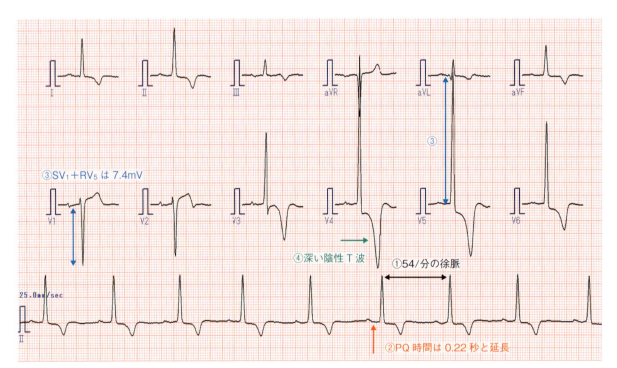

図1 問題の心電図の解説
① 心拍数は 1,500÷28≒54/分の徐脈である．
② PQ時間は 0.22 秒と延長し，Ⅰ度房室ブロックが考えられる．
③ SV_1+RV_5は 7.4 mV で，左室高電位である．
④ V_3～V_6誘導のT波は陰転化しており，V_4誘導の陰性T波がもっとも深く，2.5 mV に達している．

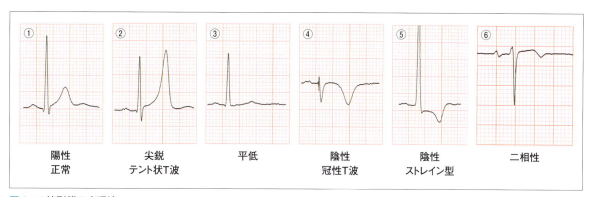

図2 T波形態の表現法
T波は，陽性，陰性，尖鋭，平低，二相性などと表現される．
① 正常T波，② 高カリウム血症でみられたテント状T波，③ 平低化したT波，④ 心筋梗塞でみられた対称性の陰性T波（冠性T波），⑤ 左室肥大でみられたストレイン型の陰性T波，⑥ 二相性のT波．

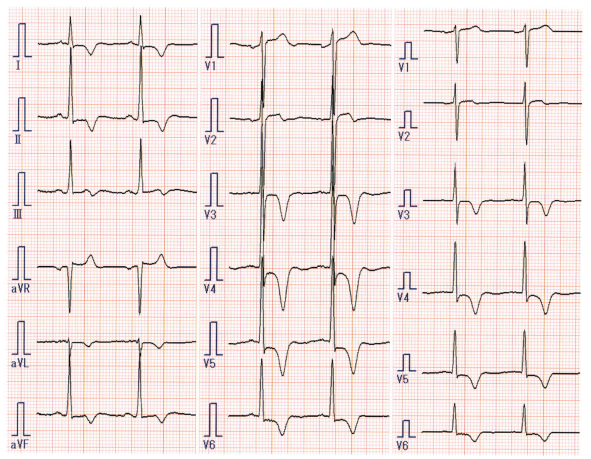

図3 心尖部肥大型心筋症から得られた心電図
左室高電位（$SV_1+RV_5=4.6$ mV）と，Ⅰ，Ⅱ，Ⅲ，aV_F，V_3〜V_6誘導に陰性T波を認める．V_4，V_5誘導では巨大陰性T波がみられる．

Question 13

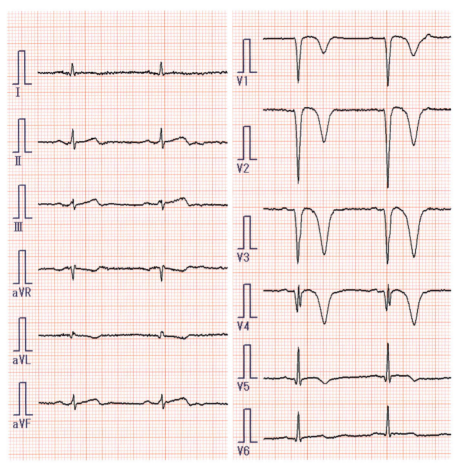

図4 前壁中隔心筋梗塞例から得られた第17病日の心電図
V_1~V_3誘導はQSパターンを示し，V_1~V_5誘導に陰性T波を認める．V_2~V_4誘導で対称性の巨大陰性T波がみられる．

　脚ブロックやWPW症候群などの心室内伝導異常においても，陰性T波がみられることがあります．また，心疾患がなくても，貧血，低蛋白血症，電解質異常，内分泌疾患，感染症，そのほかの疾患などで，T波の平低化や陰性T波をみることがあります[1]．

巨大陰性T波

　陰性T波の振幅（深さ）が1mV以上のものを一般的に巨大陰性T波（giant negative T waves, GNT）とよび，心尖部肥大型心筋症，心尖部の強い虚血や心筋炎などでよくみられる所見です[2]．そのほかにもQT延長症候群，肺塞栓，中枢神経疾患など，さまざまな病態でみられる[3]ようですが，実際に当センターで経験したGNTは，心尖部肥大型心筋症（図3），急性心筋梗塞（図4），たこつぼ心筋症（図5）に多くみられました．

　これらの鑑別ですが，心尖部肥大型心筋症では左室高電位を伴い，GNTがV_4誘導を中心にみられます．急性心筋梗塞では，ST上昇やR波の減高，異常Q波などの出現があり，経過とともにGNTがみられれば容易に診断できます[1]．たこつぼ心筋症[4]では，発症直後にはST上昇を認め，数日後にGNTとQT延長を示します．対側変化（鏡像変化）（☞Question 16）や異常Q波を伴わないことや，短期間で改善する点が急性心筋梗塞とは異なります．

　しかし，これらは心電図での鑑別ポイントであり，心エコー法などによる確認が必要なことは言うまでもありません．

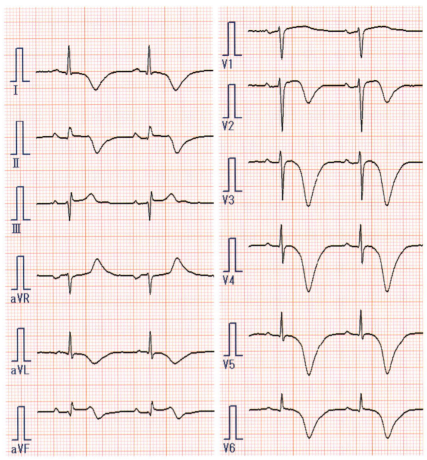

図5 たこつぼ心筋症例から得られた第3病日の心電図
Ⅲ, aV_F誘導にST上昇とⅠ, Ⅱ, aV_L, V_2〜V_6誘導に陰性T波を認める. QT時間は0.64秒（QTc=0.64秒）と延長している. V_3〜V_5誘導で巨大陰性T波がみられる.

ふたたび問題の心電図へ

　繰り返しになりますが，問題の心電図は，心拍数が54/分，PQ時間が0.22秒と延長，SV_1+RV_5は7.4 mV，V_4誘導で2.5 mVの深い陰性T波を認めることより，**洞徐脈＋Ⅰ度房室ブロック＋左室高電位＋巨大陰性T波**と診断されます．左室高電位に巨大陰性T波を伴っていますので，心尖部肥大型心筋症が疑われ，心エコー法により確認されています．

　今回は，T波の異常である巨大陰性T波を取り上げました．左室高電位に巨大陰性T波がみられたら，心尖部肥大型心筋症を疑い，心エコー法にてチェックする必要があります．

文献
1) 小沢友紀雄, 笠巻祐二：異常T波のみかた. 診断と治療, **94**(9)：1481-1487, 2006.
2) 小沢友紀雄, 笠巻祐二：陰性T波のみかた (1). 綜合臨牀, **54**(11)：2949-2955, 2005.
3) 鍛冶　徹, 他：巨大陰性T波の臨床的意義. 臨床医, **23**(4)：587-590, 1997.
4) 小玉　誠, 他：タコツボ型心筋障害. 医学のあゆみ, **226**(1)：59-66, 2008.
5) 伊藤博之, 他：肥大型心筋症・拡張型心筋症・たこつぼ心筋症. 月刊レジデント, **4**(5)：101-110, 2011.

Question 13

ひとくち Memo　肥大型心筋症の心電図

　肥大型心筋症は，高血圧や大動脈弁狭窄などの心肥大を起こす明らかな原因がないにもかかわらず左室肥大を示す疾患で，多くは非対称性の心室中隔肥厚を認めます．その大部分は遺伝性/家族性かつ常染色体優性遺伝を示すといわれています．左室流出路狭窄の有無により，閉塞性肥大型心筋症と非閉塞性肥大型心筋症に大別されます．また，左室心尖部に限局して肥大を認める心尖部肥大型心筋症があります．

　肥大型心筋症の心電図変化として，左室高電位，異常Q波，左軸偏位，ST-T変化，QRS幅の延長，中隔Q波の消失などがみられます．心尖部肥大型心筋症では，本文でも取り上げた巨大陰性T波がみられます．しかし，心電図のみから肥大型心筋症の確定診断や閉塞性・非閉塞性の鑑別はできません[5]．

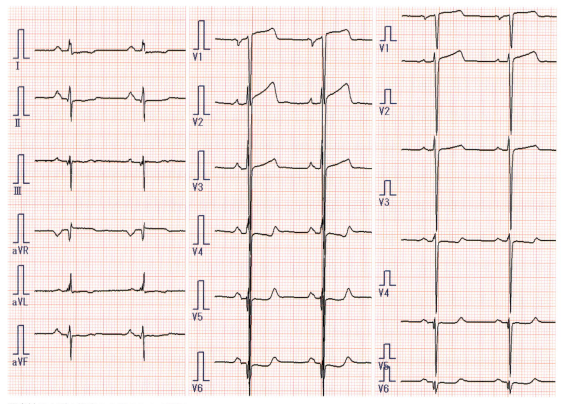

閉塞性肥大型心筋症から得られた心電図
左軸偏位，時計方向回転，V₅, V₆誘導にq波を認める．

Point
- 陰性T波の振幅が1mV以上のものを巨大陰性T波とよぶ．
- 左室高電位に巨大陰性T波をみたら，心尖部肥大型心筋症を疑う．

Question 14

この心電図を読んでください

呼吸困難にて受診した65歳，男性の心電図です．

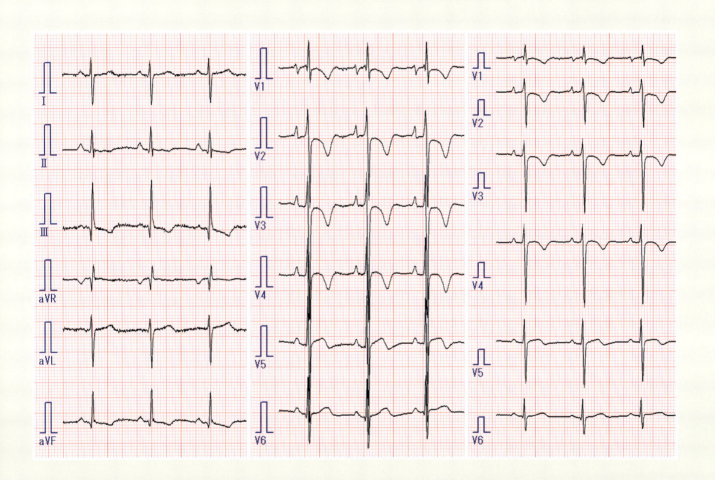

Question 14

解説

問題の心電図は？

問題の心電図をみましょう．心拍数は75/分で正常です．電気軸は右軸偏位で，移行帯はV₆誘導にありますので，時計方向回転を示しています．P波とQRS波をみると1対1の関係にあり，P波はⅠ，Ⅱ，aV_F誘導で陽性となっていますので，洞調律といえます．V₁誘導のP波は二相性で陰性部分が大きいので，左房拡大です．V₂誘導のP波高は0.3 mVで右房拡大といえますから両房拡大となります．PQ時間は0.16秒と正常です．QRS幅は0.08秒と正常です．V₁誘導のR波高は0.9 mVで，V₁〜V₄誘導の陰性T波を認めます．

V₁誘導の高いR波

V₁誘導のR波が0.7 mV以上の場合を「右側胸部誘導の高電位」といいます．V₁誘導の高電位あるいはR波高＞S波高で，QRS幅が広い時には右脚ブロック，A型WPW症候群を，QRS幅が正常の時には右室肥大，後壁梗塞，反時計方向回転をまず考えましょう[1]（図1）．右脚ブロックはⅠとV₆誘導での幅広いS波，V₁誘導でrsR'型のQRS波，A型WPW症候群はデルタ波という特徴的な心電図変化を認めますので鑑別可能です．右室肥大では，高いR波にST低下や陰性T波を伴っています．後壁梗塞では，高いR波と高い陽性T波がみられます．R/S比（S波高に対するR波高の比）＞1に陽性T波を伴っている場合には，反時計方向回転の可能性が考えられます．

右室肥大

右室への負荷は，右室壁への圧としての負荷（圧負荷）と右室腔内での容量が増す負荷（容量負荷）に大別されます．圧負荷には肺動脈弁狭窄症やファロー四徴症，肺動脈性肺高血圧症（図2）などが，容量負荷には心房中隔欠損症（図3）や三尖弁閉鎖不全が代表的な疾患としてあげられます[2]．

左室肥大の心電図はよくみかけますが，右室肥大の心電図をみる機会は少ないです．みることが少ないと，どうしても苦手意識が出てきます．右室肥大を覚えましょう．右室肥大（圧負荷）の判定の目安として，QRS軸が110°をこえる右軸偏位，V₁誘導のR/S比≧1，V₁誘導のR波高≧0.7 mV，V₆誘導のR/S比≦1，V₁とV₂誘導でのストレイン型のST-T低下，V₁誘導でのrsR'型などがあります[2〜4]．まず，右軸偏位で右室肥大の可能性を考え，V₁誘導のR/S比≧1とV₆誘導のR/S比≦1をみて右室肥大であることを確認するように読んでいきましょう[3]．

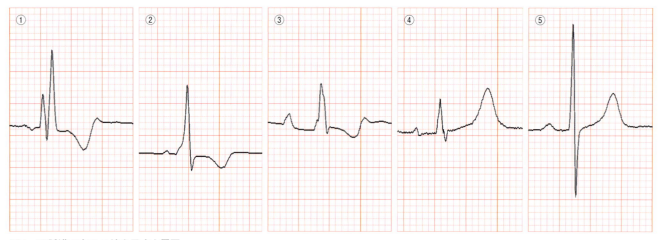

図1　V₁誘導で高いR波を示す心電図
① 完全右脚ブロック……V₁誘導のrsR'型　② A型WPW症候群……デルタ波　③ 右室肥大……陰性T波
④ 後壁梗塞……増高T波　⑤ 反時計方向回転……陽性T波

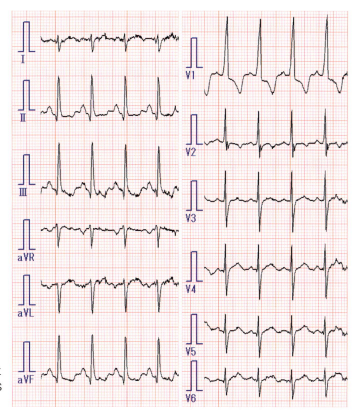

図2 肺動脈性肺高血圧症の患者さんから得られた心電図
呼吸困難のために筋電図の混入がみられる．右軸偏位と V_1 誘導に高い R 波を認め，V_1〜V_2 誘導の T 波は陰性である．V_6 誘導の R/S 比は 1 以下である．

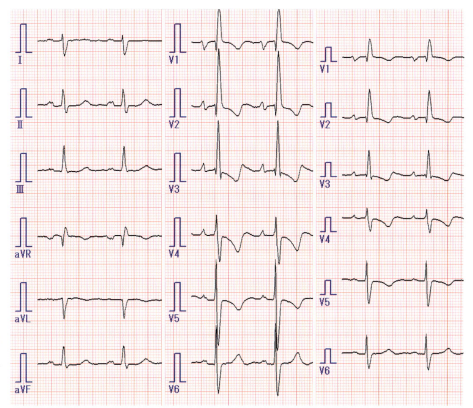

図3 心房中隔欠損症の患者さんから得られた心電図
V_1 誘導は rsR' 型を呈し，完全右脚ブロックである．右軸偏位，V_6 誘導の深い S 波，V_1〜V_5 誘導の陰性 T 波を認める．

Question 14

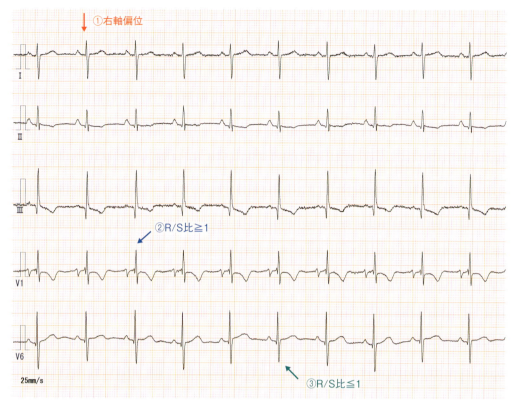

図4 問題の心電図の解説
① QRS波の振幅の和がⅠ誘導で負で，Ⅱ誘導とⅢ誘導では正であるため，右軸偏位である．② V₁誘導のR波高は0.9mVで，R/S比が1をこえている．③ V₆誘導ではR/S比が1以下である．

右室拡大を伴うような場合には，右脚の伸展により右脚ブロックとなることがあります[3]．右室容量負荷の心電図変化には，不完全右脚ブロック，R'波高>0.5 mV，右軸偏位，V₅とV₆誘導の深いS波があります[2]．

ふたたび問題の心電図へ

さて，問題の心電図（図4）に戻りましょう．右軸偏位がありますので，右室肥大を疑ってV₁誘導をみますと，R波高は0.9 mVでS波よりR波の振幅が大きいので，R/S比は1をこえています．V₆誘導をみますと，R/S比≒1になっています．右室肥大の基準はクリアしています．それに加えて時計方向回転もみられますので，問題の心電図は，**右室肥大＋両房拡大**と診断できます．

今回は右室肥大を取り上げました．右軸偏位で右室肥大を疑い，V₁誘導のR/S比≧1とV₆誘導のR/S比≦1を確認し，右室肥大を診断するようにしましょう．

文献
1) 小沢友紀雄，他：V₁の高いR波（またはR/S≧1）のみかた．総合臨牀，**55**（7）：1941-1952, 2006.
2) 田邉晃久：右室肥大，両室肥大．診断と治療，**94**（9）：1520-1522, 2006.
3) 山下武志：右室肥大．*Modern Physician*, **23**（6）：1006-1009, 2003.
4) 櫻井 滋：右室肥大の心電図診断基準に関して．臨床医，**23**（4）：478-481, 1997.

Point
- 右室肥大の心電図所見は，右軸偏位と右側胸部誘導のR波の増高である．
- 右軸偏位で右室肥大を疑い，V₁誘導のR/S比≧1とV₆誘導のR/S比≦1を確認する．

Question 15

この心電図を読んでください

外来にて経過観察中の58歳，男性の心電図です．
QRS波に注目してみましょう．

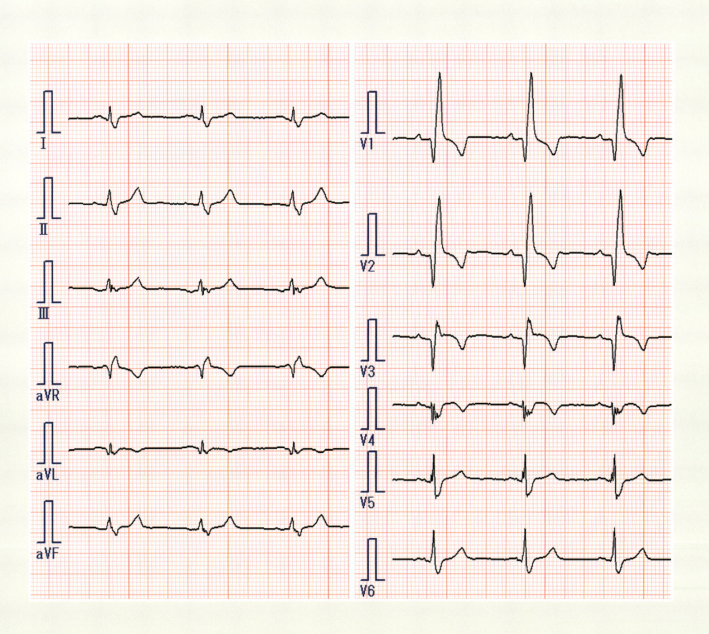

Question 15

解説

問題の心電図は？

問題の心電図をみましょう．心拍数は66/分で，電気軸は正常軸です．P波とQRS波をみると1対1の関係にあり，P波はⅠ，Ⅱ，aVF誘導で陽性となっていますので，洞調律といえます．PQ時間は0.14秒と正常です．QRS幅は0.14秒と延長しています．幅広いQRS波はQuestion 8で取り上げましたが復習です．QRS幅の延長がみられた場合には，まず脚ブロックとWPW症候群を疑い心電図をみましょう．そして，脚ブロックはⅠ，V_1，V_6誘導で診断できると記しました．

そこで，問題の心電図をみますと，ⅠとV_6誘導に幅広いS波を認め，V_1誘導はQR型を示しています．デルタ波はありません．ⅠとV_6誘導に幅広いS波を認めることより，完全右脚ブロックを考えますが，V_1誘導が三相性（rSR'あるいはrsR'型）になっていません．図1に完全右脚ブロックの心電図を示しました．ⅠとV_6誘導だけみれば同じ形をしています．問題のV_1〜V_3誘導のQRS波をみますと，最初の波は下向きですので，Q波となります．幅広く深いQ波ですから，異常Q波といえます．

異常Q波とは？

QRS波のうちで最初の下向きの振れをQ波，上向きの振れをR波，R波に続く下向きの振れをS波，S波の後の上向きの振れをR'波とすることは学生時に習ったと思います．正常でもQ波を認めますが，正常Q波は幅が狭く，振幅も小さいのが普通です[1]．異常Q波とは，「幅が0.04秒以上，深さがR波の1/4（25％）以上のQ波」と定義されています．異常Q波は，その後のR波の大きさにより，Qr型，QR型，QS型などとよばれます（図2）．

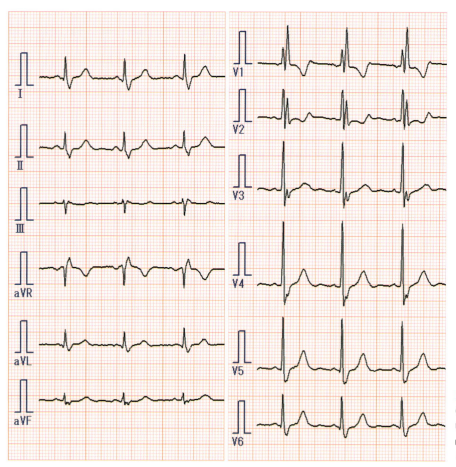

図1 完全右脚ブロックの心電図
QRS幅は0.14秒と延長し，ⅠとV_6誘導で幅広いS波を認める．V_1誘導のQRS波はrsR'型を示し，完全右脚ブロックと診断される．

心筋梗塞の異常 Q 波

異常 Q 波といえば，まず心筋梗塞が頭に浮かぶと思います．典型的な急性心筋梗塞では，T 波の増高（図3）と ST 上昇に引き続いて異常 Q 波が出現します．次に T 波は減高し，ST 上昇も改善し，やがて冠性 T 波が出現します（図4）．

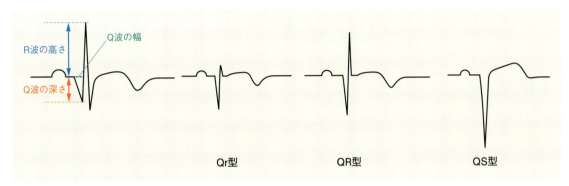

図2　異常 Q 波の定義と形態の表現法
異常 Q 波とは，幅が 0.04 秒以上，深さが R 波の 1/4（25%）以上の Q 波と定義されている．
異常 Q 波は，その後の R 波の大きさにより，Qr 型，QR 型，QS 型とよばれる．

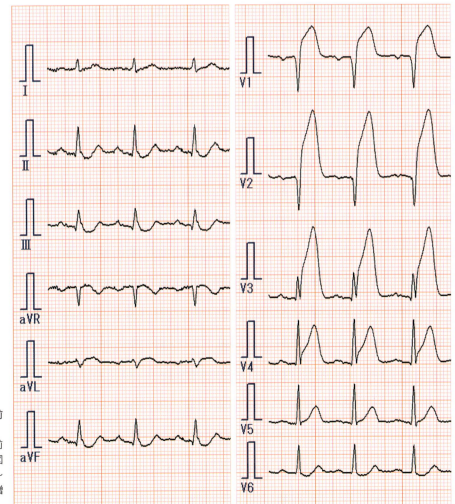

図3　T 波の増高と ST 上昇を認めた急性前壁中隔心筋梗塞例の心電図
胸痛発作 3 時間後に救急搬送された急性前壁中隔心筋梗塞の患者から得られた心電図である．V_1〜V_2 誘導は QS 型を示し，V_1〜V_4 誘導の ST 上昇と V_2〜V_3 誘導の T 波の増高を認める．

Question 15

心筋梗塞における異常Q波の成因には複数の説がありますが，心筋虚血に陥った左室心筋が起電力を失うために，左室の全体的な興奮ベクトルの方向が変化することによってQ波が出現するとの説が有力[2]といわれています．梗塞部位と異常Q波のみられる誘導には関連がありますので，異常Q波からおおよその梗塞部位を診断することが可能です（表1）．

また，異常Q波と同一誘導でST-T変化を伴うことが多い[3]ので，ST-T変化にも注目して心電図を読みましょう．

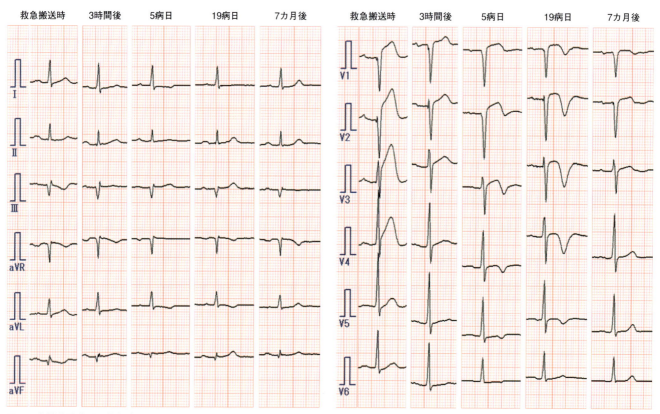

図4　急性前壁中隔心筋梗塞例の心電図経過
救急搬送時にはV₁誘導はQS型を示し，V₁〜V₄誘導にST上昇を認める．3時間後にはST上昇は改善し，5病日ではT波は陰転化しはじめ，19病日ではV₂〜V₄誘導に冠性T波を認める．7カ月後ではV₁〜V₂誘導はQS型を示しているが，T波は正常化している．

表1　異常Q波から推定される梗塞部位

梗塞部位＼誘導	I	II	III	aVR	aVL	aVF	V₁	V₂	V₃	V₄	V₅	V₆
前壁									●	●		
前壁中隔							●	●	●	●		
広範囲前壁	●				●		●	●	●	●	●	●
側壁	●				●						●	●
下壁		●	●			●						
後壁							▲	▲				

●：異常Q波がみられる誘導．
▲：梗塞の鏡像としてR波の増高がみられる誘導．

心筋梗塞以外の異常Q波

異常Q波は，心筋梗塞以外でもみられます．肥大型心筋症や拡張型心筋症などの心疾患，左脚ブロックやWPW症候群などの心室内伝導障害，右胸心や左側気胸などの心臓の位置の変化によるもの[4]など，種々の原因で異常Q波がみられます（図5）．左脚ブロックやWPW症候群では特徴的な心電図を示しますので鑑別は可能ですが，疾患によっては鑑別に心エコー法などのほかの追加検査が必要な場合もあります．

ふたたび問題の心電図へ

問題の心電図（図6）のQRS幅が0.14秒と延長し，ⅠとV₆誘導に幅広いS波を認めることより，完全右脚ブロックが考えられます．しかし，完全右脚ブロックだけでは異常Q波はみられません．右脚ブロックに異常Q波がみられた場合には，心筋梗塞や心筋の肥大・拡大あるいは心筋障害などの合併を考えるべきです[1]．V₁～V₃誘導に異常Q波があり，さらにV₁～V₄誘導に陰性T波を認めます．異常Q波とほぼ同じ誘導でST-T変化を伴っていますので，前壁中隔の心筋梗塞が疑われます．以上の心電図所見より，**完全右脚ブロック＋前壁中隔心筋梗塞**と診断されます．

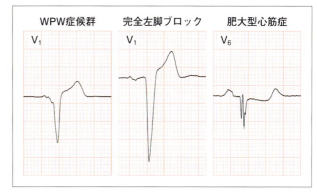

図5 異常Q波がみられる心電図
異常Q波は心筋梗塞以外でも，種々の原因でみられる．

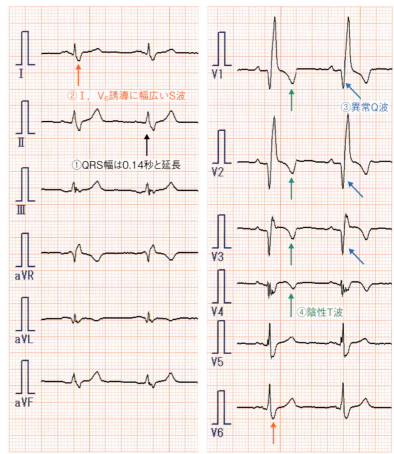

図6 問題の心電図の解説
① QRS幅は0.14秒と延長し，② ⅠとV₆誘導に幅広いS波を認めることより，完全右脚ブロックが疑われる．③ V₁～V₃誘導に異常Q波，④ V₁～V₄誘導に陰性T波を認め，右脚ブロックと前壁中隔心筋梗塞の合併が考えられる．

Question 15

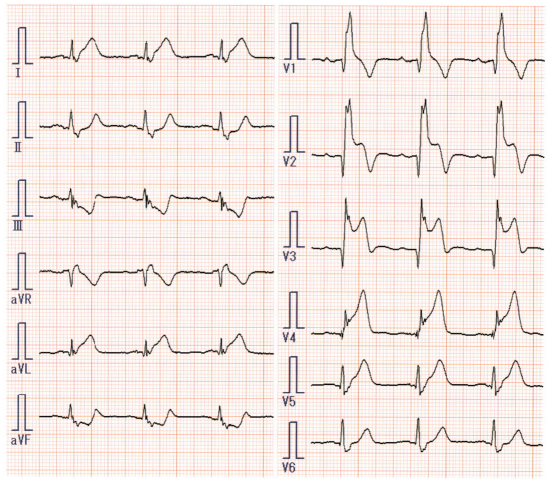

図7 救急搬送時の心電図
完全右脚ブロックと，V_1〜V_5誘導までST上昇を認める.

　この患者さんは，1年前に胸痛にて救急搬送され（図7），緊急冠動脈造影を施行，左冠動脈前下行枝近位部（#6）の完全閉塞を認めましたので，経皮的冠動脈形成術が行われています．

　今回はQRS波の形の異常である異常Q波を取り上げました．異常Q波は心筋梗塞のみではなく，肥大型心筋症，左脚ブロック，WPW症候群など種々の原因でみられます．

文献
1) 小沢友紀雄, 他：初歩から始める心電図のみかた　異常Q波のみかた. 綜合臨牀, **55**（5）：1545-1558, 2006.
2) 奥山裕司：心筋梗塞の心電図診断. 綜合臨牀, **57**（2）：217-222, 2008.
3) 米良尚晃：異常Q波をみた場合，どのような病態を考えますか. CIRCULATION Up-to-Date, **6**（2）：230-237, 2011.
4) 奥山裕司：心電図モニターでどこまで病気が読めるか　Q波が異常な波形. CIRCULATION Up-to-Date, **2**（1）：89-96, 2007.

Point

- 異常Q波とは，幅が0.04秒以上，深さがR波の1/4（25%）以上のQ波である．
- 異常Q波は心筋梗塞，肥大型心筋症，左脚ブロック，WPW症候群などでみられる．
- 心筋梗塞では，異常Q波と同一誘導でST-T変化を伴うことが多い．

Question 16

この心電図を読んでください

意識障害にて救急搬送された70歳，女性の心電図です．
このような心電図を記録した場合，あなたならどうしますか？

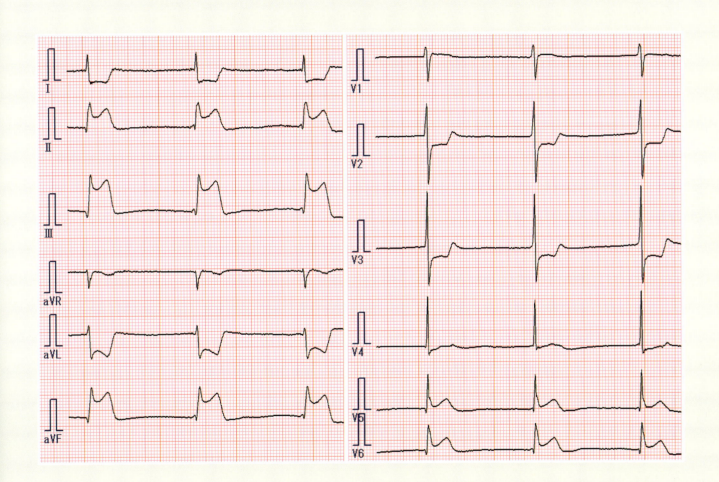

Question 16

解説

問題の心電図は？

問題の心電図をみて，「ゆっくり読んでいる場合ではない！」という声も聞こえてきそうです．Ⅱ，Ⅲ，aV_F誘導で著明なST上昇を示していますので，このような心電図をみたら，即刻，循環器医師に連絡ですね．

心拍数は43/分で徐脈です．電気軸は正常軸，移行帯はV_2とV_3誘導の間にありますので正常です．P波ははっきりしませんが，3心拍のR-R間隔はほぼ同じです．QRS幅は0.10秒と正常上限です．Ⅱ，Ⅲ，aV_Fでの著明なST上昇と，Ⅰ，aV_L，V_2～V_4誘導でのST低下がみられます．また，V_1，V_5，V_6誘導でも0.1 mVのST上昇を認めます．

ST上昇のみかた

ST部分とはQRS波の終了部分（J点）からT波の開始までをいい，通常は基線に一致します（図1）．ST部分が基線より上昇している状態がST上昇と定義されており[1]，ST部分の高さは一般的にJ点でみます．ST上昇の正常範囲は，Ⅰ，Ⅱ，Ⅲ，aV_L，aV_F，V_5，V_6誘導で0.1 mV未満，V_1～V_4誘導で0.2 mV未満とされていますので，ST上昇を読むためには基線からJ点までの高さを計測し，正常範囲をこえているかどうかを確認する必要があります．J点がわかりやすい場合には，基線からJ点までの高さを計測します（図2）．J点がわかりにくい場合には，V_5誘導の

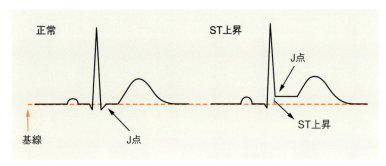

図1　ST上昇の程度評価
STの始まりの部分をJ点といい，基線からJ点までの高さを計測する．Ⅰ，Ⅱ，Ⅲ，aV_L，aV_F，V_5，V_6誘導では0.1 mV以上，V_1～V_4誘導で0.2 mV以上をST上昇とする．

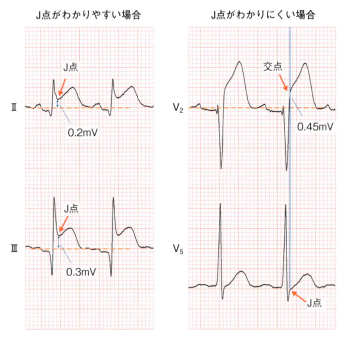

図2　ST上昇の程度評価の方法
J点がわかりやすい場合（左）には，基線からJ点までの高さを計測する．J点がわかりにくい場合（右）には，V_5誘導のJ点から垂線を引き，基線から交点までの高さを計測する．

J点から垂線を引いて交点までの高さを計測する，あるいはほかの誘導からQRS幅を計測し，QRSの終末部あたりで計測する[2]方法があります．自分の測りやすい方法で計測しましょう．

心筋梗塞とST上昇

心筋梗塞の心電図の特徴は「ST上昇」「異常Q波」「冠性T波」の3所見です．Question 15で，異常Q波からおおよその梗塞部位を診断することが可能と説明しましたが，ST上昇，冠性T波でも同じことがいえます．ST上昇は，心内膜から心外膜まで及ぶような貫壁性の心筋虚血の存在が示唆されますので，ST上昇を認める誘導から，左室のどの部位に梗塞（貫壁性心筋虚血）が生じているかを推定することができるわけです．また，STが上昇する部位の対側に位置する誘導でST低下がみられることが多く，これを対側性ST下降（reciprocal ST depression）といいます．対側性ST下降は前壁梗塞ではⅡ，Ⅲ，aV_F誘導（図3）に，下壁梗塞ではⅠ，aV_LまたはV_1〜V_4誘導に出現します[3]．ST上昇と対側性ST下降がみられれば，診断的意義はさらに高まるといわれています．言い換えれば，急性心筋梗塞の可能性大ということです．

右室梗塞

下壁梗塞の20〜30％に右室梗塞が合併するといわれており，心電図上V_{4R}で0.1 mV以上のST上昇が診断感度が高いとされています．急性下壁梗塞では，右側胸部誘導（V_{3R}〜V_{6R}）を記録し，ST上昇の有無を確認します．ただし，この心電図変化は時間とともに消失する[4]とされてい

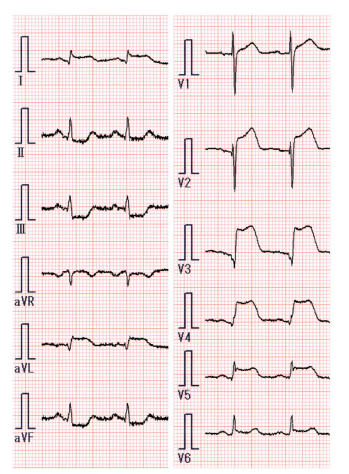

図3 急性前壁側壁心筋梗塞
Ⅰ，aV_L，V_2〜V_5誘導のST上昇を認める．Ⅱ，Ⅲ，aV_F誘導でのST低下は対側性ST下降である．

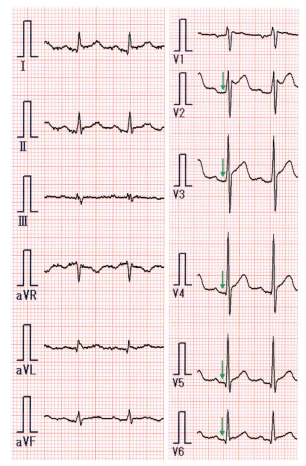

図4 急性心膜炎の心電図
Ⅰ，Ⅱ，V_1〜V_6誘導でST上昇を認める．胸部誘導でPR部分の低下（矢印）がみられる．

Question 16

るため，初回検査時にかならず記録しましょう．ときに，$V_1〜V_2$誘導でST上昇がみられることがあります[4]．また，右室梗塞を合併した下壁梗塞では，洞徐脈や房室結節動脈の閉塞による房室結節での伝導障害が生じ，I〜III度の房室ブロックがみられます[5]．この房室ブロックは一過性にみられ，失神などの脳虚血症状が生じるケースもありますが，数日〜1週間で正常洞調律に戻ることが多いようです[6]．

心筋梗塞以外の原因によるST上昇

ST上昇がみられるからといって，かならずしも急性心筋梗塞とは限りません．急性心膜炎（図4），急性心筋炎，たこつぼ心筋症，心筋疾患（図5）や心室内伝導障害などでもST上昇がみられます．胸痛とST上昇といえば急性心筋梗塞と考えがちですが，急性心膜炎においても胸痛を主訴とする場合が少なくありません．急性心膜炎では，aV_R誘導を除く広範囲な凹型のST上昇がみられます．さらに，心房に炎症が波及した場合にはPR部分が低下します[7]（図4）．急性心筋梗塞では凸型のST上昇を示しますので，鑑別ポイントです．

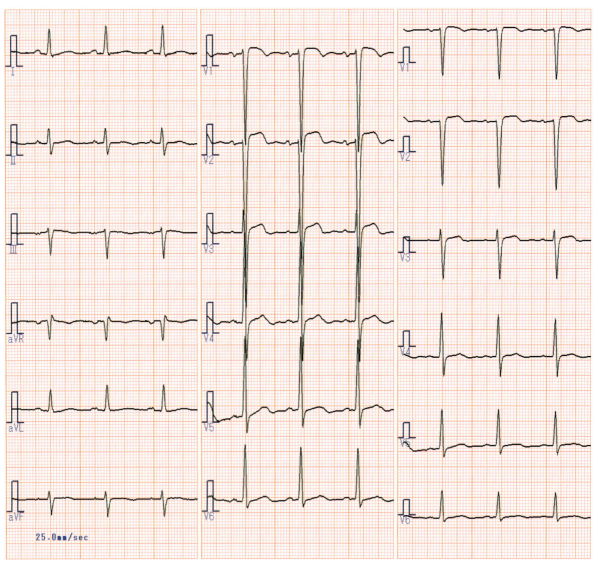

図5　拡張型心筋症例の心電図
　　　左室高電位（$SV_1+RV_5=5.8$mV）を認める．V_1誘導で0.2mV，V_2誘導で0.25mVのST上昇を認める．

ふたたび問題の心電図へ

問題の心電図では，Ⅱ，Ⅲ，aV_F誘導で著明な ST 上昇を認め（図6），Ⅰ，aV_L，V_2，V_3誘導で ST 低下（対側性 ST 下降）を認めますので，急性下壁梗塞が疑われます．V_1誘導でも 0.1 mV の ST 上昇を認めますので，右室梗塞の可能性があります．右側胸部誘導心電図（図6）をみますと，V_{3R}〜V_{6R}誘導に ST 上昇を認め，V_{4R}誘導では 0.25 mV ですので右室梗塞の合併が疑われます．心拍数は 45/分と徐脈です．2拍目と3拍目の QRS 波の直前にノッチがあり，P 波と考えられます．QRS 波と P 波がほぼ重なっています．

R-R 間隔は同じで QRS 幅は延長していませんので，房室接合部調律が考えられます．下壁梗塞により洞徐脈が生じ，房室接合部から補充調律が出たものと考えられます．

以上の所見より，問題の心電図は，**下壁梗塞＋右室梗塞＋房室接合部調律**と診断されます．

今回は右室梗塞を取り上げました．急性下壁梗塞の場合には，右室梗塞の合併の有無をみるために右側胸部誘導をとることが重要です．また，房室ブロックを合併することが多いので，P 波と QRS 波の関係にも注意しましょう．

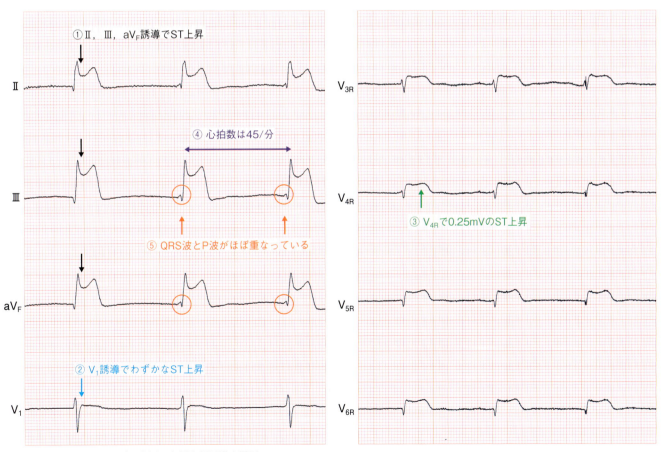

図6 問題の心電図および同症例の右側胸部誘導心電図
① Ⅱ，Ⅲ，aV_F誘導で著明な ST 上昇を認め，急性下壁心筋梗塞が疑われる．
② V_1誘導でわずかな ST 上昇（0.1 mV），③ V_{4R}で 0.25 mV の ST 上昇を認め，右室梗塞の合併が考えられる．
④ 心拍数は 45/分と徐脈で，⑤ QRS 幅の延長を認めず，P 波が QRS 波と重なっており，房室接合部調律が疑われる．

Question 16

ひとくちMemo | 補充収縮と補充調律

　正常のペースメーカーである洞結節から刺激が出ない場合、あるいは何らかの機序で洞結節の興奮が心室に伝わらない場合などに、洞結節の代わりに房室接合部あるいは心室から刺激が出る場合を補充収縮（escape beat）といいます。補充収縮とは1心拍だけ出現したものをいい、連続して出現する場合は補充調律（escaped rhythm）とよび、区別されます。また、房室接合部から出る補充収縮を房室接合部補充収縮、心室から出るものを心室補充収縮とよびます。

房室接合部補充収縮

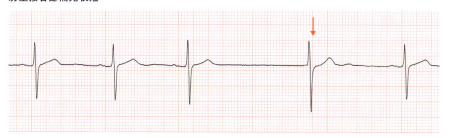

洞結節からの刺激（P波）が出ないために房室接合部から刺激（矢印）が出ている。QRS波の前にP波がなく、QRS幅も洞調律と同じで、房室接合部補充収縮であることがわかる。

房室接合部補充調律

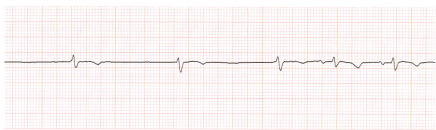

4拍目と5拍目は洞調律であるが、1～3拍目にはP波ははっきりせず、房室接合部補充調律である。

文献

1) 土井淳史, 井上耕一：ST上昇はどのような病態でみられますか？ CIRCULATION Up-to-Date, **6**（5）：625-634, 2011.
2) 小沢友紀雄, 笠巻祐二：ST上昇のみかた. 綜合臨牀, **54**（7）：2100-2113, 2005.
3) 田村　勤：急性心筋梗塞の心電図とその解読法. Medical Practice, **9**（1）：31-38, 1992.
4) 橋本英樹, 一色高明：右室梗塞の診断と治療. Medical Practice, **9**（1）：82-83, 1992.
5) 山口　巖：心筋梗塞と不整脈―心筋梗塞にみられる不整脈. 心臓, **39**（9）：841-842, 2007.
6) 杉　薫：合併症としての不整脈対策. 日本臨牀, **64**（4）：729-733, 2006.
7) 出口寛文, 他：代表的な疾患の心電図変化―心筋炎と心膜炎. 診断と治療, **94**（9）：1579-1584, 2006.

Point

- 急性下壁梗塞では、右側胸部誘導（V_{3R}～V_{6R}）を記録し、ST上昇の有無を調べる。
- 右室梗塞の心電図所見は、V_{4R}誘導で0.1 mV以上のST上昇である。

Question 17

この心電図を読んでください

胸痛で近医を受診し,救急搬送された80歳,女性の心電図です.

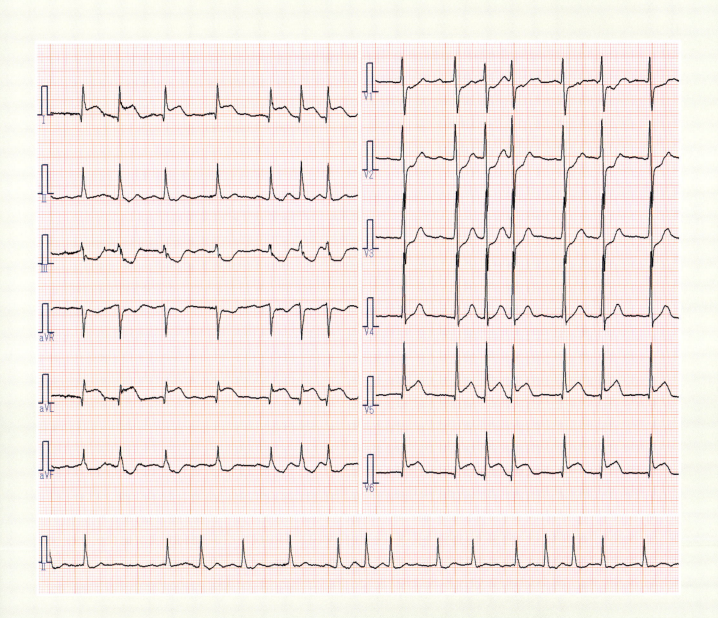

Question 17

問題の心電図は？

今回は今までの復習問題です．ST上昇と不整脈が気になりますね．では，問題の心電図をみましょう．心拍数は90/分で，R-R間隔はバラバラです．P波ははっきりせず，Ⅱ誘導で基線に不規則な細かい振れを確認できます．"基線に不規則な振れがありR-R間隔がバラバラ"といえば，心房細動です（☞Question 6）．電気軸は正常軸を示し，QRS幅は0.08秒と正常です．Ⅰ，aV_L，V_5，V_6誘導でST上昇がみられます．Ⅰ，aV_L誘導でq波を認めます．aV_L誘導のq波は，R波の1/4以上ありますので，異常Q波といえます．また，Ⅲ，aV_F，V_1～V_3誘導でST低下を認めます．胸痛を伴い心電図でST上昇を認めることより，急性心筋梗塞が疑われます（☞Question15, 16）．Ⅰ，aV_L，V_5，V_6誘導でST上昇がみられますので，側壁の心筋梗塞です．以上の所見より，**心房細動＋急性側壁心筋梗塞**と診断できます．

側壁心筋梗塞

側壁心筋梗塞は回旋枝の閉塞により起こることが多く，

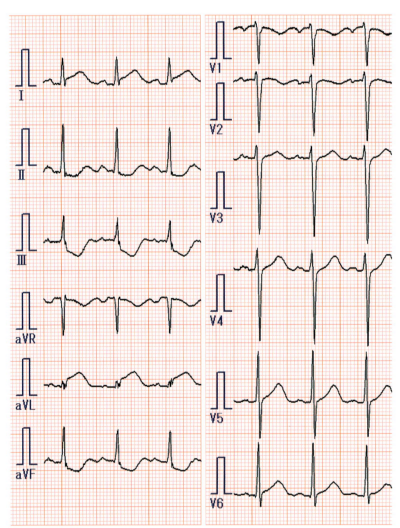

図1 急性側壁心筋梗塞
Ⅰ誘導で0.1 mV，aV_L誘導で0.2 mVのST上昇を認めるが，V_6誘導でのST上昇は0.05 mVにとどまっている．

心電図ではⅠ，aV_L，V_5，V_6誘導に心筋梗塞に特徴的な心電図変化がみられるとされていますが，実際にはST上昇が軽微な例（図1）が多く，まったく心電図変化を認めないこともあります[1]．

広範囲前壁心筋梗塞

広範囲前壁心筋梗塞は，左冠動脈前下行枝近位部（#6）または前下行枝と回旋枝の閉塞で生じ，左室心筋の広範囲な（前壁から側壁まで及ぶ）梗塞により重症となります．前壁と側壁を合わせたような心電図となりますので，Ⅰ，aV_L，V_1～V_5あるいはV_1～V_6誘導に心筋梗塞の心電図変化がみられます（図2）．心電図からも梗塞範囲が広いことがうかがえます．

問題の心電図の経過

問題の心電図の患者さんは，心筋梗塞発症後約2時間で当センターに到着し，冠動脈造影検査を施行したところ，高位側壁枝（HL）の閉塞が認められました．10時間後の心電図ではST上昇は消失し，Ⅰ，aV_L誘導で異常Q波がみられました（図3）．

皆さんはこの「高位側壁枝」をご存じでしょうか．冠動脈は，左冠動脈主幹部（LMT）から左前下行枝（LAD）と左回旋枝（LCX）の2つに分かれますが，まれにLADとLCXの間にもう1本の枝がみられることがあります．これが高位側壁枝で，左室側壁を栄養する枝です．この枝の閉塞により梗塞を起こしたのです．

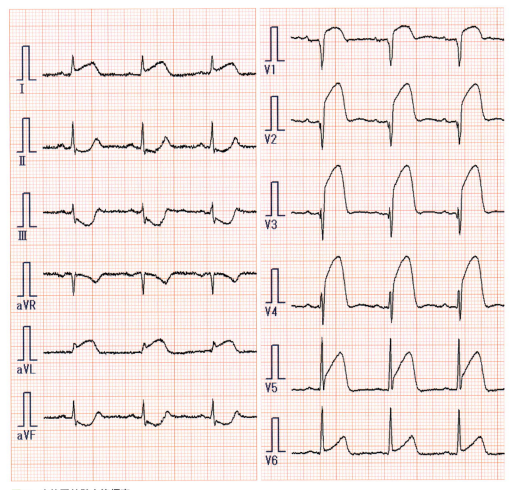

図2 広範囲前壁心筋梗塞
Ⅰ，aV_L，V_1～V_5誘導でST上昇を認める．Ⅱ，Ⅲ，aV_F誘導には対側性ST下降がみられる．

Question 17

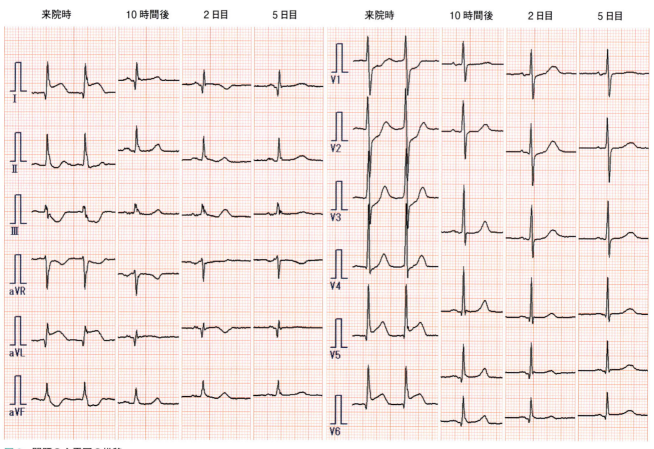

図3 問題の心電図の推移
来院時：Ⅰ，aV$_L$，V$_5$，V$_6$誘導のST上昇，Ⅲ，aV$_F$，V$_1$～V$_3$誘導のST低下，aV$_L$誘導の異常Q波を認める．
10時間後：ST上昇は消失し，Ⅰ，aV$_L$誘導に異常Q波を認める．
2日目：Ⅰ，aV$_L$誘導で異常Q波とT波の陰転化を認める．
5日目：Ⅰ，aV$_L$誘導のT波は陽性に復している．

　今回は側壁の急性心筋梗塞を取り上げました．実際の臨床の場では，前壁や下壁梗塞はよく経験するのですが，側壁心筋梗塞に遭遇することは少ないです．側壁心筋梗塞の心電図変化は，前壁や下壁に比べてあまり目立たないケースがありますので注意しましょう．

文献
1) 森　経春：12誘導心電図からわかる疾患2 心筋梗塞．心電図「再」入門．88-98，南江堂，2000．

Point
- 急性側壁心筋梗塞はⅠ，aV$_L$，V$_5$，V$_6$誘導にST上昇を認める．
- 側壁心筋梗塞の心電図変化は軽微な例が多いので注意が必要である．

ひとくちMemo | 冠動脈のAHA分類

　冠動脈は，右冠動脈と左冠動脈に分かれ，左冠動脈は左主幹部より左前下行枝と左回旋枝に分かれます．冠動脈の枝の呼称には，簡便なAHA分類がよく利用されています．AHA分類では冠動脈を1〜15までの番号でよびます．右冠動脈が1〜4，左冠動脈主幹部が5，左前下行枝は6〜10，左回旋枝が11〜15です．

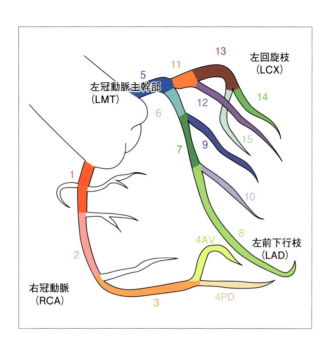

1	右冠動脈近位部	5	左冠動脈主幹部	11	左回旋枝近位部
2	右冠動脈中間部	6	左前下行枝近位部	12	鈍縁枝
3	右冠動脈遠位部	7	左前下行枝中間部	13	左回旋枝遠位部
4AV	右冠動脈後側壁枝	8	左前下行枝遠位部	14	後側壁枝
4PD	右冠動脈後下行枝	9	第1対角枝	15	後下行枝
		10	第2対角枝		

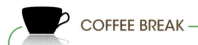

ホルター心電図装着中の急性心筋梗塞発症例

　ホルター心電図は携帯型の心電計で，長時間（通常は 24 時間）にわたる日常生活中の心電図を連続的に記録したものです．

　この心電図は，ホルター心電図を装着中に急性心筋梗塞（ST 上昇がみられます）を発症し，心室細動（赤矢印），電気的除細動（青矢印）が記録されています．

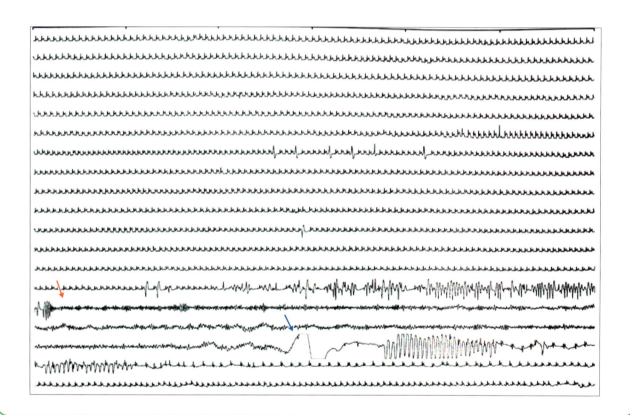

Question 18

この心電図を読んでください

心電図異常で紹介された67歳，女性の心電図です．自覚症状はありません．

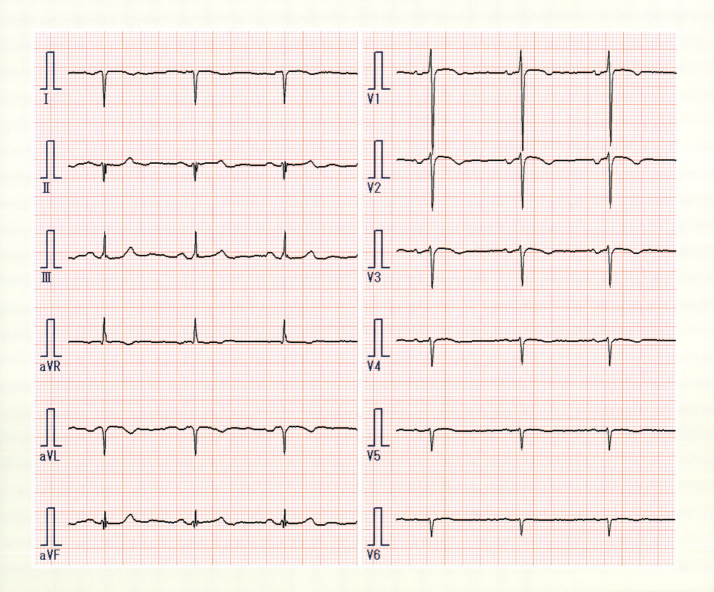

Question 18

解説

問題の心電図は？

　問題の心電図をみていきましょう．心拍数は60/分で，電気軸は右軸偏位を示しています．P波とQRS波は1対1の関係にありますが，Ⅰ誘導で陰性のP波を認めます．正常の心房興奮は左下方へ向かうため，P波はⅠ，aV_L誘導で陽性，aV_R誘導で陰性となります[1]．問題の心電図のaV_R誘導はP波高が低いためにわかりにくいのですが，ⅠとaV_L誘導のP波は陰性，Ⅱ，Ⅲ，aV_F誘導のP波は陽性であり，心房の興奮は右下方に向かっています．

　QRS波をみますと，Ⅰ誘導で下向き，aV_FとaV_R誘導で上向きですので，心室の興奮も右下方に向かっていることがわかります．心房と心室の興奮は右下方に向かっていますので，右胸心が疑われます．

右胸心とは？

　右胸心とは，心臓が右胸郭内に位置異常をきたす場合をいいます．全内臓が通常と左右反対の鏡面像逆位の関係にある右胸心を鏡像型右胸心といい，先天性心疾患を伴わない場合が多い[2]とされています．臨床で経験する右胸心は，鏡像型右胸心（以下，右胸心）が多いと思います．

　右胸心の心電図（図1）は左右関係が正常と正反対となります．心房興奮は正常と左右が反対となりますので，前右下方に向かうこととなり，P波はⅠ，aV_L誘導で陰性，aV_R誘導で陽性となります．左側胸部誘導では，V_5，V_6誘導に向かうに従って心臓から遠ざかりますので，R波が小

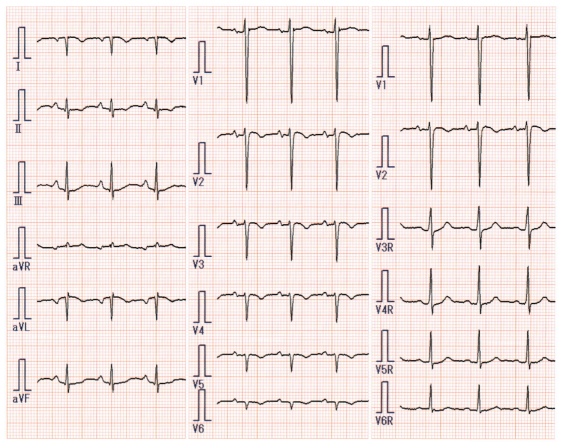

図1　右胸心の心電図
　Ⅰ，aV_L誘導での陰性のP波と，V_1誘導からV_6誘導へ向かうに従ってR波の減高とQRS波の振幅の減高がみられる．
　右側胸部誘導では移行帯がV_{3R}にあり，T波の変化もなく，異常を認めない．

さく（低電位）になりますし，QRS波形も小さくなります（図1）．心房細動が合併していてP波の極性がわからない場合（図2）も胸部誘導の心電図変化から右胸心を疑うことができます．

右胸心が疑われる場合には，右側胸部誘導（V_{3R}〜V_{6R}）を記録する必要があります（図1）．右胸心であれば右側胸部誘導で通常の左側胸部誘導のような波形がみられますので，ⅡとⅢ，aV_RとaV_L，V_1とV_2，V_{3R}〜V_{6R}とV_3〜V_6を入れ替えれば，通常の心電図とほぼ同様に診断できます[3]．

左右上肢誘導電極の付け間違い

右胸心との鑑別を要するものに，左右の上肢誘導電極の付け間違いがあります．肢誘導は右胸心と同じで，P波はⅠ，aV_L誘導で陰性，aV_R誘導で陽性となりますが，胸部誘導の波形は変化しません（図3）ので，上肢誘導電極の左右を間違えたことがわかります．

広範囲前壁心筋梗塞

広範囲前壁心筋梗塞では，Ⅰ，aV_L，V_1〜V_6誘導に心筋梗塞の特徴的な心電図変化を認めます．陳旧性広範囲前壁心筋梗塞の場合（図4）にはⅠ，aV_L，V_1〜V_6誘導に異常Q波がみられますので，右胸心と間違わないようにしましょう．aV_L誘導で陽性P波，aV_R誘導で陰性P波を認めますので，鑑別が可能です．

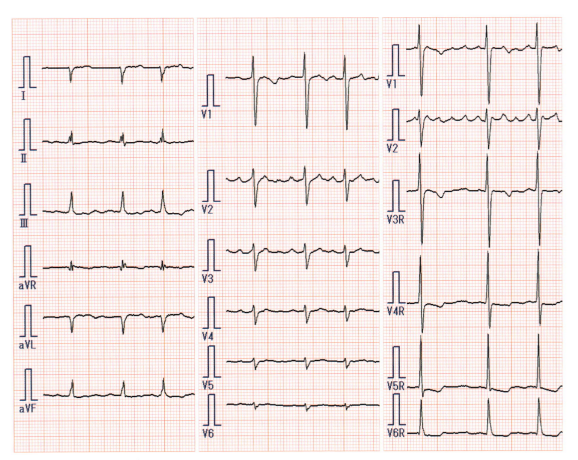

図2 右胸心と心房細動の合併例
R-R間隔はバラバラで基線に不規則な細かい揺れを認め，心房細動である．胸部誘導のR波高とQRS波の振幅はV_6誘導に向かって減高を認める．右側胸部誘導をみると右胸心であることがわかる．

Question 18

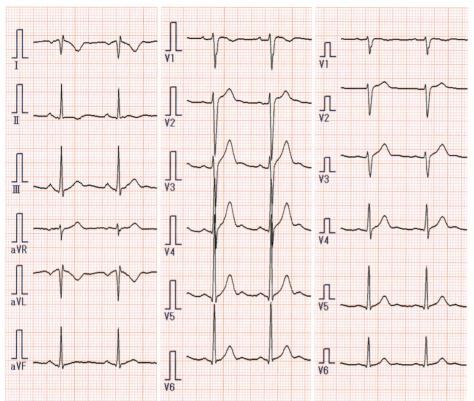

図3 左右の上肢誘導電極の付け間違い例
I, aV_L誘導のP波は陰性を示している. 胸部誘導に異常を認めず, 上肢誘導電極の左右を付け間違えたことがわかる.

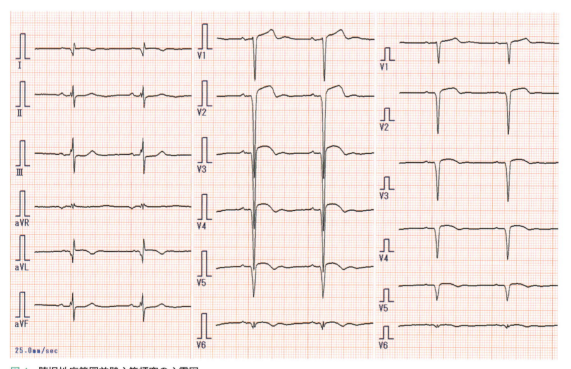

図4 陳旧性広範囲前壁心筋梗塞の心電図
I, aV_L, $V_1 \sim V_6$誘導に異常Q波を認める. I, aV_L誘導での陽性P波, aV_R誘導で陰性P波を認め, T波の変化を伴っている点が右胸心とは異なる.

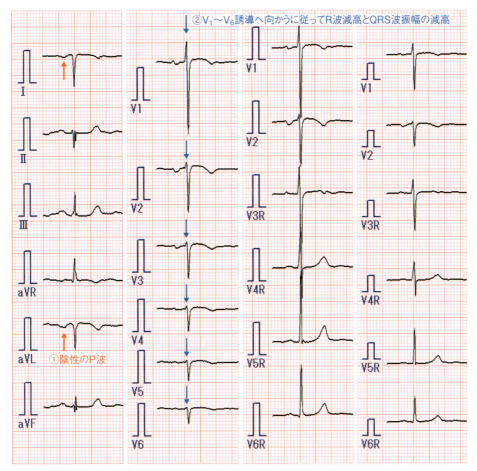

図5 問題の心電図の解説
①I, aV$_L$誘導で陰性のP波と, ②V$_1$誘導～V$_6$誘導へ向かうに従ってR波の減高とQRS波の振幅の減高がみられる. IIとIII, aV$_R$とaV$_L$, V$_1$とV$_2$, V$_{3R}$～V$_{6R}$とV$_3$～V$_6$を入れ替えて心電図を読む.

ふたたび問題の心電図へ

再度, 問題の心電図をみてみましょう (図5). I, aV$_L$誘導での陰性のP波と, V$_1$誘導からV$_6$誘導へ向かうに従ってR波の減高とQRS波の振幅の減高がみられます. 右側胸部誘導を記録し, 誘導を入れ替えて心電図をみますと, 心電図に異常を認めないことがわかりますので, 右胸心と診断できます.

今回は右胸心を取り上げました. 右胸心の診断では肢誘導のP波の極性に注意するとともに, 右側胸部誘導を記録し, 右胸心以外の心電図異常をみなければなりません.

文献
1) 櫻田春水, 他：心電図クイズ. 心電図, **31** (1)：81-87, 2011.
2) 大月審一, 他：右胸心. 別冊日本臨牀 新領域別症候群シリーズ No.7 循環器症候群 (第2版) IV—その他の循環器疾患を含めて—. 37-39, 日本臨牀社, 2008.
3) 高宮安弘, 他：心電図による先天性心疾患の鑑別. 臨牀と研究, **43** (10)：1951-1957, 1966.
4) 田邉晃久：P波異常から何がわかるか. *Modern Physician*, **29** (1)：119-124, 2009.

Point
- 右胸心の心電図は, I, aV$_L$誘導の陰性P波, aV$_R$誘導の陽性P波, 胸部誘導ではV$_1$～V$_6$誘導に向かって低電位になる.
- 右胸心では右側胸部誘導を記録し, 右胸心以外の心電図異常をみる.

Question 18

> **ひとくちMemo** | **左房調律**
>
> Ⅰ誘導で陰性P波といえば，右胸心以外では左房調律が頭に浮かびます．左房筋の一部に電気的歩調取り（ペースメーカー）が移動した場合を左房調律といいます．左房にペースメーカーがあると，興奮は左房から右房に向かうためにⅠ誘導で陰性P波になると考えがちですが，実際にはⅠ誘導で陰性P波がみられることは少ないようです．左房筋のペースメーカーの位置によりⅠ誘導で陽性P波を示すことがありますが，左房調律の診断には，Ⅰ誘導よりもV₆誘導での陰性P波が重要である[4]といわれています．
>
>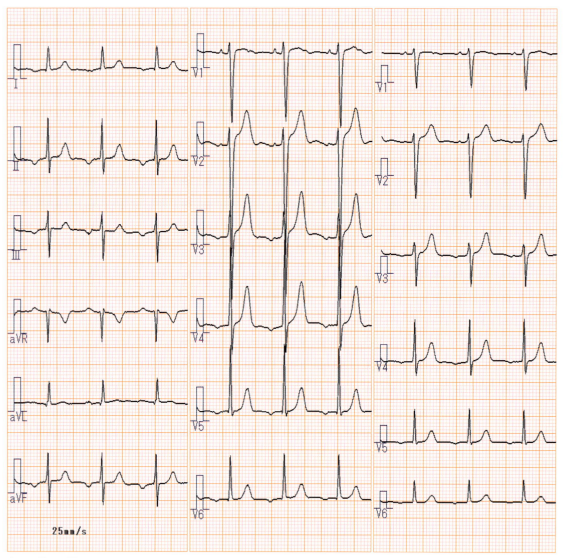
>
> 左房調律の心電図
> Ⅰ，Ⅱ，Ⅲ，aV_F，V₃～V₆誘導で陰性P波を認める．aV_R誘導では陽性P波を認める．

Question 19

この心電図を読んでください

労作時の胸痛にて紹介された80歳，男性の心電図です．
ST変化に注意して読んでください．

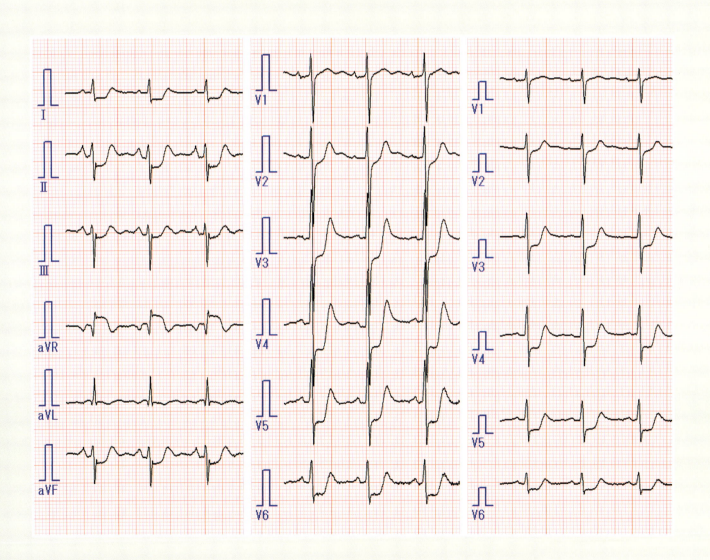

Question 19

解説

問題の心電図は？

問題の心電図をみましょう．著明なST低下がもっとも気になります．このような心電図をみたら，即刻，循環器医師に連絡です．

心拍数は94/分で正常です．電気軸は左軸偏位を示し，移行帯はV_4誘導にありますので，正常です．P波とQRS波をみると1対1の関係にあり，P波はⅠ，Ⅱ，aV_F誘導で陽性となっていますので洞調律といえます．PQ時間は0.14秒と正常です．QRS幅は0.08秒と正常です．Ⅰ，Ⅱ，Ⅲ，aV_F，V_2～V_6誘導でST低下がみられます．V_4誘導でのST低下は，0.75 mVと著明です．また，aV_R誘導のST上昇を認めます．

ST低下のみかた

Question 16でも記載しましたが，ST部分とはQRS波の終了部分（J点）からT波の開始までをいい，通常，基線に一致します．ST部分が基線から低下している状態をST低下といい，基線からJ点まで何mV低下しているかを測定します[1]（図1）．

次にタイプをみます．ST低下には，右上がりの上行傾斜型（upsloping type），基線に水平の水平型（horizontal type），右下がりの下降傾斜型（downsloping type）があり[2]（図2），心筋虚血に伴うST低下は，水平型，または下降傾斜型が多いといわれています．ST上昇では，上昇している誘導から梗塞部位を推定できましたが，ST低下では部位を推定することは困難です．

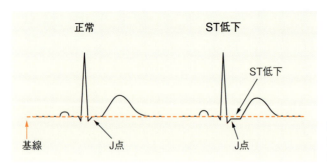

図1 ST低下の評価
STの始まりの部分をJ点といい，基線からJ点までの高さを計測する．ST部分が基線から低下している状態をST低下という．

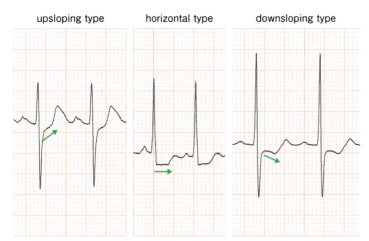

図2 ST低下のタイプ
ST低下には，右上がりの上行傾斜型（upsloping type），基線に水平の水平型（horizontal type），右下がりの下降傾斜型（downsloping type）がある．心筋虚血に伴うST低下は，水平型または下降傾斜型が多いといわれている．

心筋虚血以外のST低下

　左脚ブロックやWPW症候群などの心室内伝導障害による二次性のST-T変化としてST低下がみられます[1]ので，QRS幅が0.12秒以上に広い場合には，脚ブロックやWPW症候群にみられる特徴的な心電図変化の有無を確認しましょう（☞Question 8, 9）．また，Question 11で取り上げた左室肥大でもストレイン型のST-T変化を認めますので，QRS波の高さにも注目しましょう．

　ST低下やST-T変化は心筋虚血以外でもみられますが，「胸痛を伴っている」「胸痛消失後にST低下が消失した」「短時間のうちに心電図変化を認めた」といった場合には心筋虚血が強く疑われますので，発作時と非発作時の心電図を比べることが大切です[3]（図3）．

運動負荷試験におけるST低下

　運動負荷試験は，狭心症の検査としてよく利用されています．健常人でも運動により軽度の上行傾斜型のST低下を生じますので，J点より0.08秒の時点で0.1 mV以上の水平型あるいは下降傾斜型のST低下を陽性とします（図4, 5）．0.2 mV以上のST低下があれば，さらに特異度が高いとされています[2]．

aV_R誘導のST上昇

　aV_R誘導は右肩から心臓をみている誘導で，心房から心室へと伝わる電気的興奮が遠ざかるために，P, QRS, T波のすべてが下向きの波形となります．普段はあまりみない誘導です．私も右胸心の確認の時にみるくらいでしょう

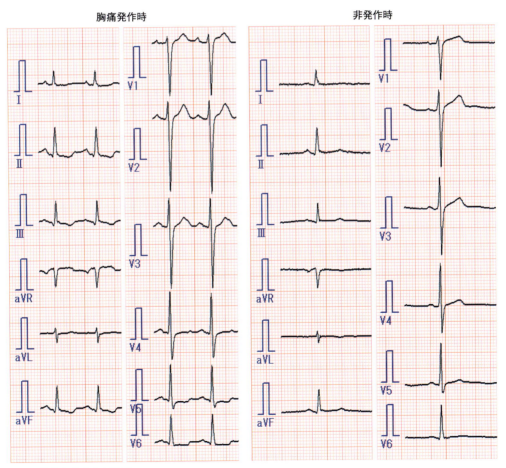

図3　狭心症患者の心電図
胸痛発作時（左）には，Ⅱ, Ⅲ, aV_Fの陰性T波とV_5, V_6誘導のST低下を認める．
非発作時（右）にはT波の平低化を認めるが，ST低下は消失している．

Question 19

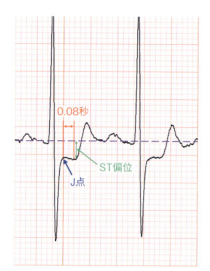

図4 運動負荷試験によるST偏位の計測
J点から0.08秒の時点でのST偏位を計測する．0.1 mV以上の水平型あるいは下降傾斜型のST低下を陽性とする．

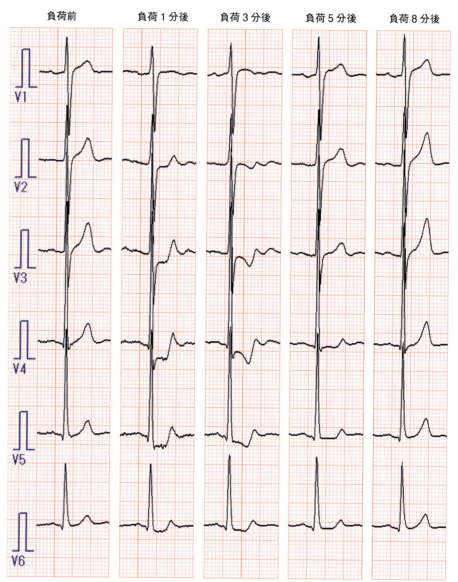

図5 ダブルマスター2階段負荷試験での心電図変化
ダブルマスター2階段負荷試験で得られた心電図である．負荷直後からV₂〜V₆誘導で水平型〜下降傾斜型のST低下がみられる．

か．しかし，心筋虚血を判断する時には役に立つことがあります．それは，左冠動脈主幹部（以下，左主幹部）の急性心筋梗塞です．左主幹部例では左室に広範囲に虚血が生じるために多くの誘導でST低下を認め，その虚血の総和（対側変化）として「aV_R誘導でのST上昇」というかたちで表れるとされています[4,5]ので，著明なST低下とaV_R誘導のST上昇を認めた場合には，左主幹部の心筋梗塞を考えましょう．また，左主幹部の心筋梗塞では，上記以外にaV_L誘導のST上昇や左軸偏位を伴った右脚ブロックなどの心電図変化[6]がみられることがあります．

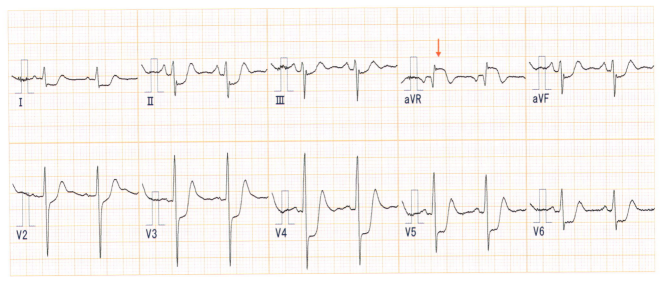

図6 問題の心電図
Ⅰ, Ⅱ, Ⅲ, aV_F, V₂〜V₆誘導のST低下を認め, 特に胸部誘導のST低下が著明である. aV_R誘導でST上昇（矢印）を認める.

ふたたび問題の心電図へ

さて，問題の心電図に戻りましょう（図6）．Ⅰ, Ⅱ, Ⅲ, aV_F, V₂〜V₆誘導でST低下がみられ, 特に胸部誘導でのST低下が著明です. また, aV_R誘導でST上昇がみられます. 著明なST低下とaV_R誘導でのST上昇を認めることより, 左主幹部の急性心筋梗塞が疑われます. この患者さんの冠動脈造影では, 左主幹部（#5）90％狭窄, 左前下行枝（#6）90％狭窄, 左回旋枝（#12）99％狭窄, 右冠動脈（#1）75％狭窄を認めました.

今回は左主幹部の心筋梗塞を取り上げました. 左主幹部の心筋梗塞では, 広範囲のST低下とaV_R誘導でのST上昇を認めることが多いので, 胸痛の患者さんの心電図記録時にはaV_R誘導にも注目してみましょう.

文献
1) 小沢友紀雄, 笠巻祐二：ST低下のみかた. 綜合臨牀, **54**（5）：1676-1688, 2005.
2) 森 経春：12誘導心電図からわかる疾患. 3 狭心症. 心電図「再」入門, 99-101, 南江堂, 2000.
3) 石橋克彦：ST部分（ST低下, ST上昇）の評価. *Heart nursing*, **22**（8）：816-825, 2009.
4) 小菅雅美：非ST上昇型急性冠症候群の心電図診断. 心電図, **29**（suppl. 2）：18-27, 2009.
5) 筈井 寛：急性冠症候群. レジデント, **4**（5）：55-65, 2011.
6) Hirano, T., et al.: Clinical features of emergency electrocardiography in patients with acute myocardial infarction caused by left main trunk obstruction. *Circ. J.*, **70**（5）：525-529, 2006.

Point
・「ST低下＝心筋虚血」とは限らない.
・左主幹部の心筋梗塞の心電図所見は, 広範囲のST低下とaV_R誘導のST上昇である.

Question 19

ひとくちMemo | ジギタリスによるST低下

　ジギタリス製剤は，心不全，頻脈性上室性不整脈のレートコントロールに使用される薬剤です．ジギタリス服用者のST変化は，「ジギタリス効果」とよばれ，T波の平低化や陰転化，盆状低下が約半数にみられます．しかし，この変化は血中ジギタリス濃度とは相関しませんので，ジギタリス中毒になってもST変化を示さないこともあります．

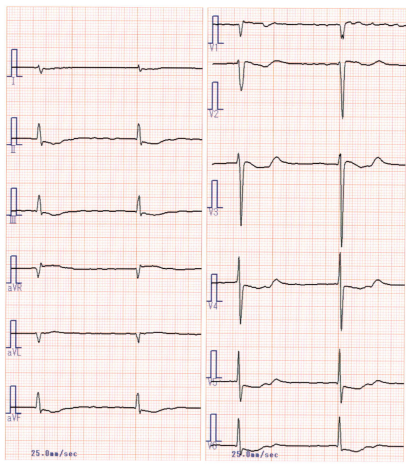

ジギタリス中毒でみられたST盆状低下
J点は基線よりわずかに低下し，ST部分は丸みを帯びてお盆のようにみえる．

Question 20

この心電図を読んでください

心室細動の既往歴のある50歳，男性の心電図です．自覚症状はありません．
胸部誘導のST変化がポイントです．

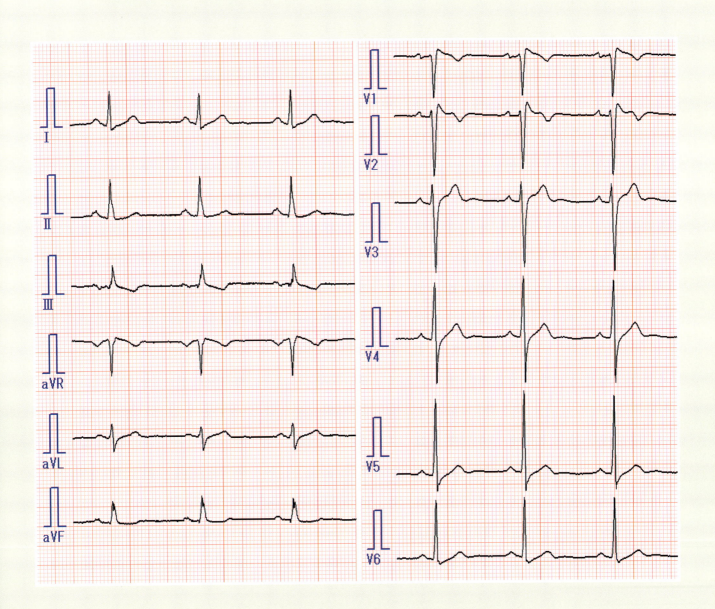

Question 20

解説

今回は心室細動で心肺蘇生法（CardioPulmonary Resuscitation, CPR）とその後の電気的除細動にて救命された既往歴のある患者さんからとられた心電図です．

心室細動とは？

心室細動（ventricular fibrillation, VF）は教科書に載っていますので，みたことはあると思いますが，検査中に経験したことのある方は非常に少ないのではないでしょうか．私も心臓カテーテル検査中に一度経験しただけです．

心室細動は，心室筋がまったく無秩序に興奮している状態で，よく"心室が細かく震えているようにみえる"と表現されます．心拍出量がなく，速やかに治療が必要な致死性不整脈です[1]．心電図では，P 波，QRS 波，T 波の区別ができず，形や大きさはまったく不定で，基線が不規則に揺れているようにみえるのが特徴です（図1）．心室細動の原因となる疾患としては，急性心筋梗塞，心筋症，ブルガダ症候群，QT 延長症候群などが知られています[1]．

問題の心電図は？

問題の心電図をみましょう．心拍数は63/分で正常です．電気軸は正常軸で，移行帯は V_4 誘導ですので正常です．P 波と QRS 波をみると 1 対 1 の関係にあり，P 波は I，II，aV_F 誘導で陽性となっていますので洞調律といえます．QRS 幅は 0.10 秒と正常上限です．III，V_1，V_2 誘導に陰性 T 波を認めますが，III 誘導の陰性 T 波は正常でもみられます（☞Question 13）し，V_1，V_2 誘導の陰性 T 波は若年者でみられます．

V_1，V_2 誘導の ST が上昇しているようにみえますので，基線から J 点までの高さを計測してみましょう（図2）．V_1 誘導で 0.20 mV，V_2 誘導で 0.28 mV の ST 上昇を認めます．心室細動と右側胸部誘導での ST 上昇といえば，まず頭に浮かんでくるのはブルガダ症候群ではないでしょうか．

ブルガダ症候群とは？

ブルガダ症候群とは，12 誘導心電図において V_1〜V_3 誘導の J 点が 0.20 mV 以上の特徴的な ST 上昇を認め，心室細動による突然死をきたす疾患として知られています[2]．特徴的な ST 上昇は，「弓型」ともよばれる，J 点から徐々に下降し陰性 T 波に至る形をしている coved 型と，「馬の鞍型」ともよばれる，J 点から一過性に ST が低下し，再上昇

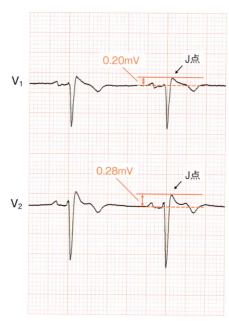

図2　ST 上昇の計測
基線から J 点までの高さを計測する．

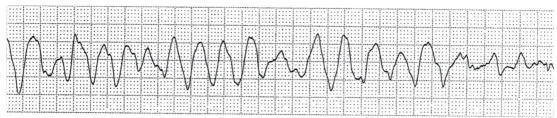

図1　心室細動
P 波，QRS 波，T 波の区別ができず，基線が不規則に揺れているようにみえる．

する形をしている saddle-back 型の 2 種類で，J 波と ST の終末部の高さにより 3 タイプに分類されます（図 3）．

coved 型が saddle-back 型に比べ，心室細動および突然死の発生に密接に関連すると考えられています．coved 型の ST 上昇は常に現れているとは限らず，日内変動や日差変動があることが知られています[3〜5]．期間をあけて心電図を記録する，1〜2 肋間上で記録する，薬物負荷試験（図 4）などを行って coved 型 ST 上昇（タイプ 1）へ変化することを調べます．

ブルガダ症候群の診断基準でもっとも重要な所見は心電図所見で，正常肋間あるいは高位肋間記録でのタイプ 1 ブルガダ型心電図，発熱により誘発されたタイプ 1 ブルガダ型心電図，薬物負荷試験によるタイプ 1 ブルガダ型心電図への移行のいずれかを満たすことが必須となっています[6,7]．さらに，不整脈原性が疑われる失神や夜間苦悶様呼吸などの臨床所見，家族歴，遺伝子検査結果などから診断されます[6,7]．

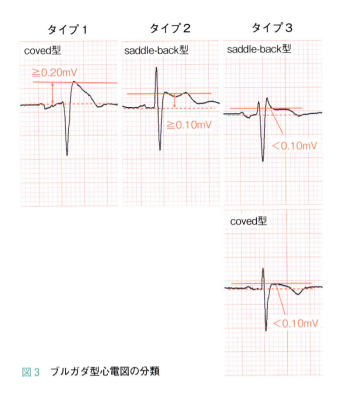

図 3　ブルガダ型心電図の分類

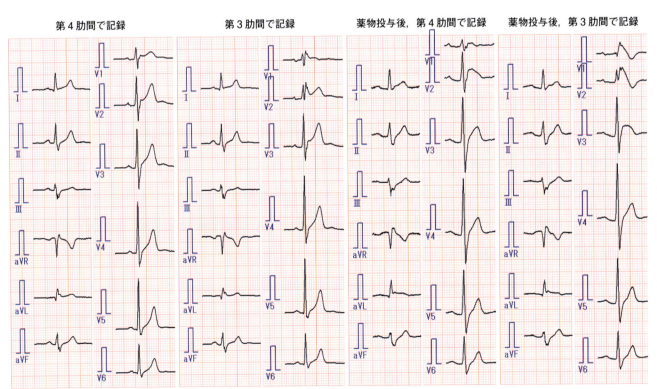

図 4　1 肋間上での心電図と薬物負荷試験による心電図変化（1 肋間上は V_1〜V_3 誘導のみ）
1 肋間上（第 3 肋間）での心電図は，V_1〜V_2 誘導で saddle-back 型 ST 上昇がより明らかである．
薬物（ピルジカイニド）投与 5 分後の心電図では，第 4 肋間で coved 型 ST 上昇に変化した．薬物投与後の 1 肋間上（第 3 肋間）の心電図では coved 型 ST 上昇がよりはっきりしている．

Question 20

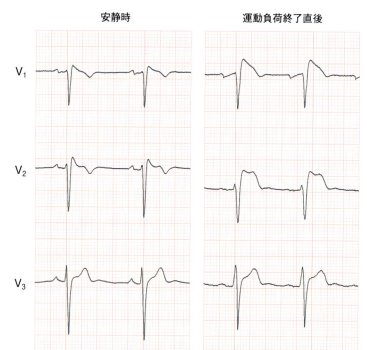

図5 問題の症例のダブルマスター2階段負荷試験の心電図
ダブルマスター2階段負荷試験による運動負荷終了後の心電図ではSTはさらに上昇し，coved型ST上昇がより明らかになっている．

ふたたび問題の心電図へ

さて，問題の心電図に戻りましょう．V_1〜V_2誘導のST上昇を認めます．ST上昇は，J点からなだらかに下がっているような形を有し，陰性T波を認めることより，coved型と考えられます．追加の検査として，ダブルマスター2階段負荷試験が行われました．直後の心電図ではSTはさらに上昇し，coved型ST上昇がより明らかになっています（図5）．その後，電気生理学的検査にて心室細動が誘発されたことから，問題の心電図は，**ブルガダ症候群**と診断されました．診断後，植え込み型除細動器による治療が行われました．

今回はブルガダ症候群を取り上げました．ST上昇を認める疾患としては急性心筋梗塞の頻度が高いのですが，急性心筋梗塞以外のさまざまな疾患や病態が存在する可能性があることを認識しておく必要があります[7]．

文献
1) 竹中千恵：10個の危険な不整脈．*Heart nursing*, **25**（5）：433-438, 2012.
2) 水澤有香, 他：不整脈 ブルガダ型心電図（症候群を含む）への対処法．*Medical Practice*, **25**（6）：1005-1007, 2008.
3) 西崎光弘：Brugada症候群の診断基準．医学のあゆみ，**227**（12/13）：1041-1047, 2008.
4) 池主雅臣, 他：ブルガダ（Brugada）型心電図．*Medical Technology*, **37**（11）：1187-1191, 2009.
5) 奥山裕司：無症状Brugada波形．あなたも名医！ あぁ？ どうする?! この不整脈（山下武志編）．23-29, 日本医事新報社, 2011.
6) 遺伝性不整脈の診療に関するガイドライン（2017年改訂版）．https://www.j-circ.or.jp/cms/wp-content/uploads/2020/02/JCS2017_aonuma_h.pdf
7) 不整脈非薬物治療ガイドライン（2018年改訂版）．https://www.j-circ.or.jp/cms/wp-content/uploads/2018/07/JCS2018_kurita_nogami191120.pdf

Point
- ブルガダ症候群の心電図では，右側胸部誘導（V_1〜V_3）で特徴的なST上昇を認める．
- coved型ST上昇が，突然死と関連すると考えられている．

Question 21

この心電図を読んでください

腎不全にて人工透析治療されている70歳,男性の心電図です.
胸部症状はありません.

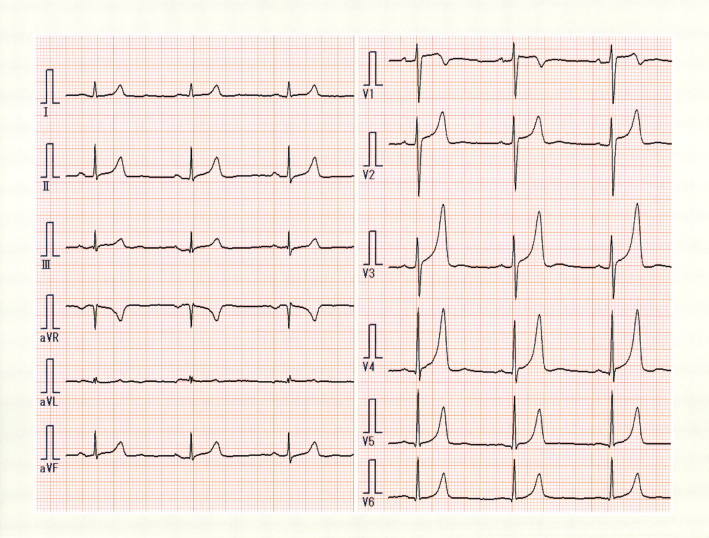

Question 21

問題の心電図は？

今回は腎不全の患者さんにみられた心電図異常です．

まず，問題の心電図をみましょう．心拍数は 50/分で徐脈です．電気軸は正常軸で，移行帯は V_3 誘導ですので正常です．P 波と QRS 波をみると 1 対 1 の関係にあり，P 波は I，II，aV_F 誘導で陽性となっていますので，洞徐脈と診断できます．QRS 幅は 0.08 秒と正常です．V_3，V_4 誘導の T 波の高さが 1.9 mV，V_5 誘導の T 波の高さが 1.1 mV と高くなっていることが気になりますね．

高い T 波（増高 T 波）

T 波の高さは，基線から T 波の頂点までの高さを計測します（図 1）．T 波の高さの正常値は，四肢誘導で 0.5 mV 以下，胸部誘導で 1.0 mV 以下となっています．また，ミネソタコードでは 1.2 mV をこえる場合を増高 T 波としています．また，経過で前より高くなったものも増高 T 波とよびます[1]．

増高 T 波は，完全左脚ブロック，左室肥大（容量負荷），急性心筋梗塞の早期，異型狭心症の発作時，高カリウム血症などでみられます[1]．完全左脚ブロックは Question 8 で取り上げましたが，復習しましょう．完全左脚ブロックの心電図所見は，QRS 幅の延長，V_1 誘導での rS または QS 型，I と V_6 誘導での幅広い陽性 R 波です（図 2）．特徴的な心電図変化を示しますので鑑別が可能です．容量負荷による左室肥大も Question 11 で取り上げました．心電図の特徴は，左室高電位，左側胸部誘導での増高あるいは尖鋭化した T 波と深い q 波です（図 3）．V_4〜V_6 誘導の q 波と左室高電位が鑑別のポイントです．急性心筋梗塞の早期には T 波が尖鋭増高することはよく知られていますが，多くは ST 上昇を伴っているので鑑別可能です（図 4）．しかし，極早期の場合には T 波増高だけがみられるケースもありますので，胸痛を伴っている場合には時間をおいて再度心電図をとることが重要です．高カリウム血症では，幅が

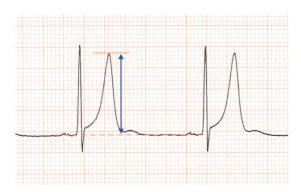

図 1　T 波の高さの計測
T 波の高さは基線から T 波の頂点までの高さを計測する．

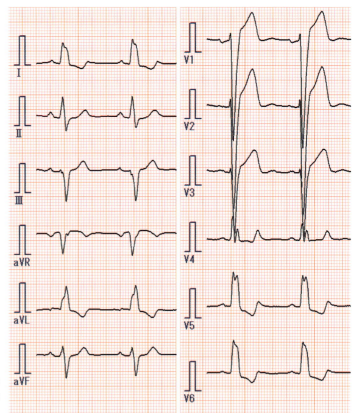

図 2　完全左脚ブロックの心電図
QRS 幅は 0.14 秒と延長し，V_1 誘導での QRS 波形は rS 型を示し，V_2 誘導で増高 T 波を認める．I 誘導と V_6 誘導に幅広い陽性 R 波を認める．

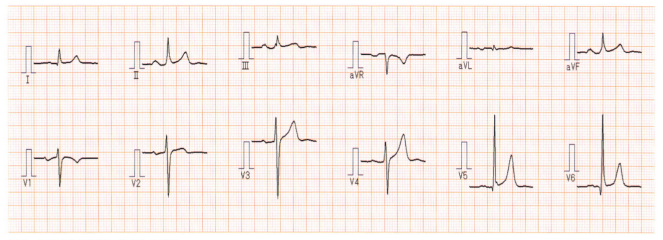

図3 高度の僧帽弁逆流患者の心電図
左室高電位と V_5 誘導での増高 T 波を認める．また，V_5，V_6 誘導で q 波を認める．

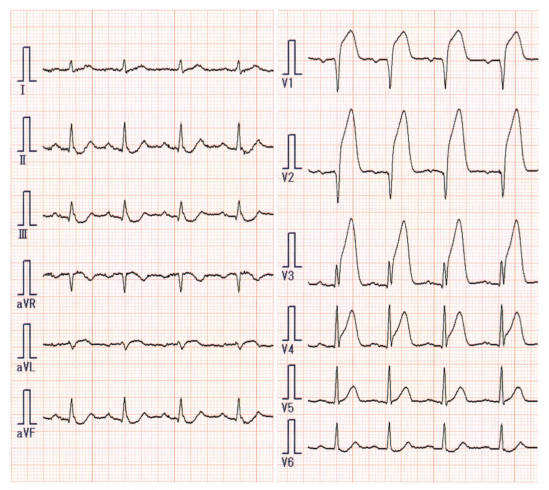

図4 急性前壁中隔心筋梗塞の心電図
$V_1 \sim V_4$ 誘導の ST 上昇を認める．$V_2 \sim V_3$ 誘導の T 波は尖鋭増高している．Ⅱ，Ⅲ，aV_F 誘導で ST 低下を認め，対側性 ST 下降である．

Question 21

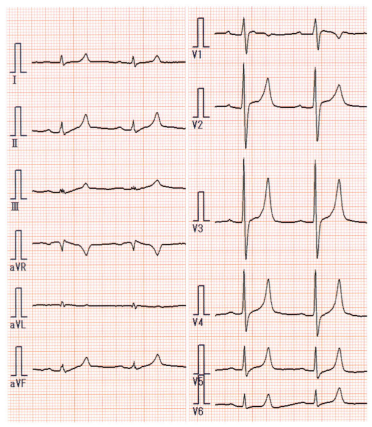

図5 高カリウム血症の心電図
血清カリウム値が8.0 mEq/Lの患者から得られた心電図である．T波はほとんどの誘導で尖鋭化し，V_3〜V_4誘導に増高T波（テント状T波）を認める．

狭く左右対称の尖鋭化したT波が出現します（図5）．これは「テント状T波」とよばれ，特徴的なT波の増高としてよく知られています[2]．

高カリウム血症の心電図変化

臨床的にもっとも多く遭遇する電解質代謝異常はカリウムの異常です．血中カリウム濃度は通常厳密にコントロールされていますが，酸塩基平衡異常や腎疾患，内分泌疾患，薬物などによりしばしば異常値を示します[3]．血清カリウムの正常値は3.5〜5.0 mEq/Lで，5.5 mEq/L以上の状態を高カリウム血症といいます．高カリウム血症の原因としては，腎不全によるものがもっとも多いですが，熱傷や溶血，アジソン病，カリウム摂取量の増加などもあげられます．血清カリウムが5.5 mEq/L以上になるとT波は増高・尖鋭化し左右対称の「テント状T波」がみられます．尖鋭という言葉がぴったりの本当に先が尖ったT波です．6.5 mEq/L以上になるとQRS幅が延長します．さらに7.0 mEq/L以上になるとP波の振幅が減少し，8.0 mEq/L以上ではP波が消失します[4,5]．ただし，心電図変化と血清カリウム濃度は必ずしも一致するとは限らず，軽度の血清カリウム値の上昇でも伝導障害や心室頻拍・心室細動などの致死的不整脈に移行する危険性があるため注意が必要です[5]．

ふたたび問題の心電図へ

問題の心電図は，洞徐脈とV_3，V_4誘導のT波の増高と読むことができます．T波は先端が尖っており，「テント状T波」とよぶのにふさわしい形をしています．以上の所見より，心電図からは洞徐脈＋高カリウム血症と診断されます．なお，この患者さんの血清カリウム値は6.2 mEq/Lでした．

今回は高カリウム血症におけるT波の増高を取り上げました．高カリウム血症では先端の尖った「テント状T波」が特徴的な心電図変化としてあげられますが，容量負荷による左室肥大や極早期の心筋梗塞においても増高T波を認めることより鑑別が必要です．心電図のみでの診断が困

ひとくち Memo　洞室調律（sinoventricular rhythm）

血清カリウム値が 8.0 mEq/L をこえると P 波は消失します．洞結節は血清カリウム値の影響を受けにくいために，洞結節の自動能は維持され，洞結節からの興奮が結節間経路を通って心室へ伝導します．このような現象を洞室調律といいます[5]．テント状 T 波，QRS 幅の延長，心拍数が正常もしくはほぼ正常に保たれている点が，心室調律とは異なります．

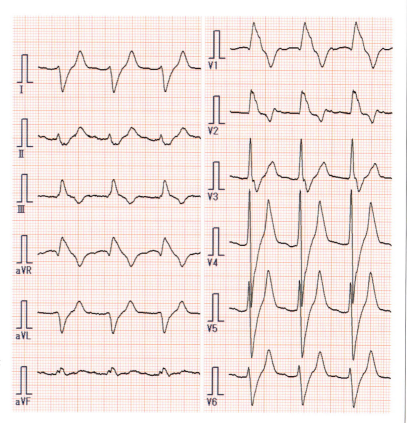

血清カリウム値が 9.2 mEq/L の患者から得られた心電図
心拍数は 77/分と正常であるが，P 波は認めず，QRS 幅の延長と増高 T 波を認める．

難なケースもあり，心エコー図や血液検査の結果を参考に診断されることも多いです．

文献
1) 小沢友紀雄，笠巻祐二：高い T 波のみかた．綜合臨牀，**54**（9）：2524-2536，2005．
2) 岩倉克臣：T 波が異常な心電図モニター．*HEART nursing*，**21**（5）：498-502，2008．
3) 速水紀幸，村川裕二：電解質異常と疾患　不整脈と電解質異常．*Mebio*，**28**（1）：46-51，2011．
4) 小森貞嘉，田村康二：電解質異常．綜合臨牀，**47**（4）：735-737，1998．
5) 長野徳子，他：心電図変化からの電解質異常診断．*Heart View*，**13**（10）：1095-1101，2009．

Point
- 高カリウム血症の心電図所見は，T 波の増高と尖鋭化（テント状 T 波）である．
- 血清カリウム値の増加に伴い，QRS 幅の延長，P 波の消失，致死的不整脈がみられる．

Question 22

この心電図を読んでください

心窩部痛，嘔気を自覚し，翌日も続くため近医を受診後に紹介された50歳，男性の心電図です．

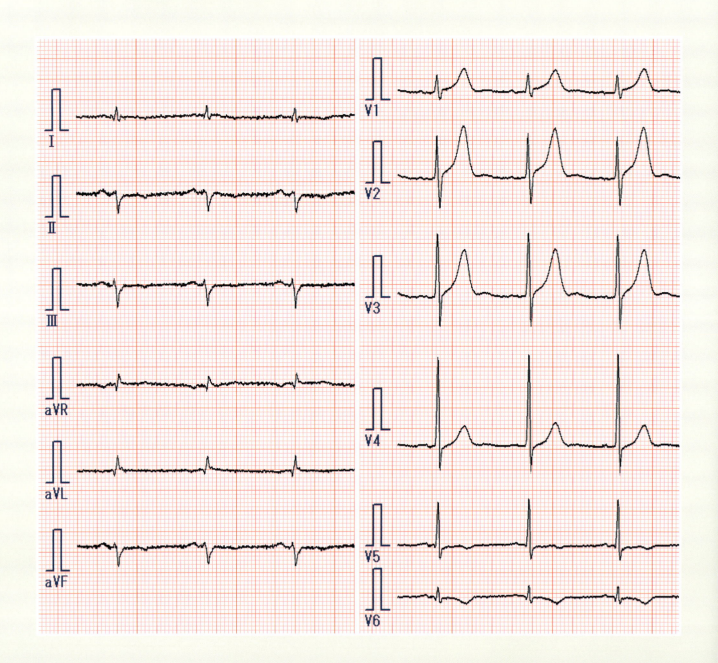

解　説

問題の心電図は？

問題の心電図をみましょう．心窩部痛の患者さんから得られた心電図ですが，ST上昇やST低下は認めません．心拍数は68/分で正常です．電気軸は左軸偏位を示し，移行帯はV_1とV_2誘導の間にありますので，反時計方向回転を示しています．P波とQRS波をみると1対1の関係にあります．心窩部痛のために筋電図によるアーチファクトが入っていてわかりづらいのですが，P波はⅠ，Ⅱ，aV_F誘導で陽性となっていますので洞調律といえます．PQ時間は0.14秒，QRS幅は0.08秒と正常です．V_1，V_2誘導でS波よりR波が高く（R/S比＞1），V_1誘導でT波が陽性です．V_2，V_3誘導のT波高は1.0 mVをこえていますので，増高T波といえます．また，Ⅰ，aV_L，V_6誘導で小さなq波を認め，V_6誘導では陰性T波がみられます．

以上をまとめますと，V_1，V_2誘導でR/S比＞1，V_1誘導での陽性T波，V_2とV_3誘導での増高T波，V_6誘導での陰性T波となります．

高カリウム血症

増高T波といえば，高カリウム血症が代表的ですね．**Question 21**の心電図をみてもらえばわかりますが，高カリウム血症の増高T波はすべての誘導に及びますので，問題の心電図とは少し異なってみえます．

反時計方向回転

反時計方向回転を示す場合には，右室肥大，完全右脚ブロック，A型WPW症候群や後壁心筋梗塞が考えられます（☞**Question 3**）．健常人でも反時計方向回転を示す場合があります．右室肥大の心電図（図1）は，右軸偏位，V_1誘

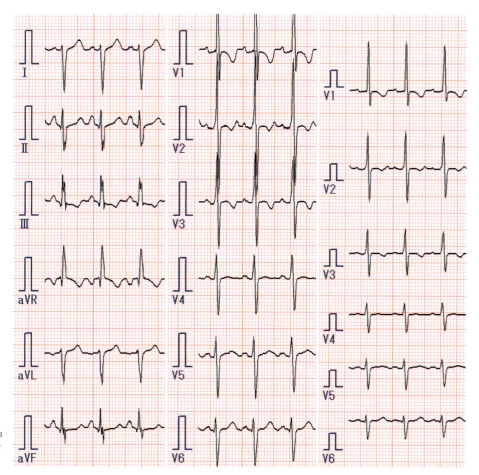

図1　高度の肺高血圧患者の心電図
右軸偏位，V_1誘導のR波の増高，V_1〜V_3誘導での陰性T波，V_6誘導の深いS波を認め，右室肥大である．

Question 22

導のR波増高とV₁~V₂誘導の陰性T波が特徴です[1]．健常人や基礎心疾患のない患者にみられる反時計方向回転ではT波の増高はみられません（図2）．完全右脚ブロック（☞Question 8）はV₁誘導のrsR'とⅠ，V₆誘導の幅広いS波がみられ，WPW症候群（☞Question 9）はデルタ波とよばれる特徴的な心電図を示しますので，鑑別は比較的容易です．

後壁心筋梗塞

残るは後壁心筋梗塞です．後壁は心臓の後ろになりますので，胸部誘導電極を背中（V₇やV₈誘導）に付ければ，心筋梗塞の特徴的心電図変化であるST上昇や異常Q波をみることができますが，現実的には難しいですね．そこで，その対側変化（鏡像変化）をV₁，V₂誘導で読むことになります．異常Q波の鏡像変化がR波の増高として，冠性T波の鏡像変化が陽性T波として現れます[2]．ということで，後壁心筋梗塞の心電図変化はV₁，V₂誘導のR波増高（R/S比＞1）とV₁~V₃誘導における陽性の対称性T波ないし尖鋭T波となります[3]．

後壁心筋梗塞は下壁心筋梗塞や側壁心筋梗塞に合併してみられることが多く[3]（図3，4），下壁や側壁が現れる誘導で心筋梗塞の心電図変化が認められれば後壁心筋梗塞の診断特異度が高まります．

慢性期にはR波が減高しますので，健常人にみられる反時計方向回転との鑑別は非常に難しくなります（図5）．

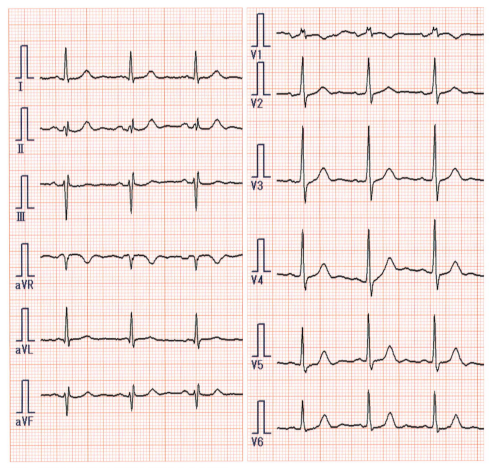

図2　基礎心疾患のない患者から得られた心電図
移行帯がV₁誘導にあり，反時計方向回転であることがわかる．T波の増高は認めない．

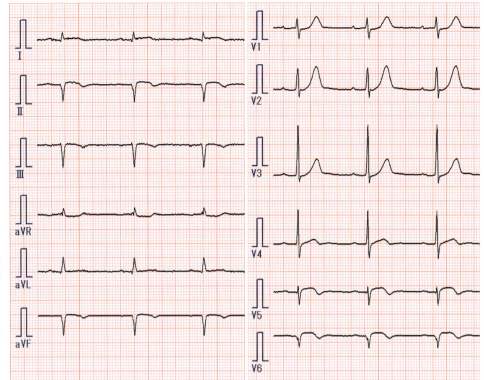

図3 下壁，側壁，後壁心筋梗塞患者の心電図

I，V_5，V_6誘導でのST上昇とV_6誘導での異常Q波を認め，側壁心筋梗塞が疑われる．II，III，aV_F誘導はQS型を示し，下壁心筋梗塞が疑われる．V_1とV_2誘導のR/S比＞1，V_1誘導の陽性T波，V_2誘導の尖鋭T波から後壁心筋梗塞が考えられる．
以上の所見より，下後壁と側壁の心筋梗塞が考えられる．

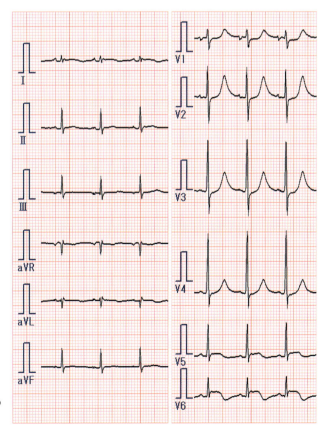

図4 後側壁心筋梗塞患者の心電図
I，V_5，V_6誘導でのST上昇，V_2誘導でのR/S比＞1，V_2とV_3誘導での尖鋭T波を認め，後側壁の心筋梗塞である．

Question 22

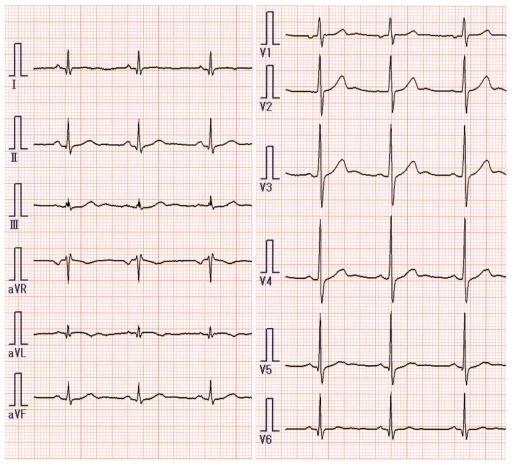

図5　陳旧性後壁心筋梗塞の心電図
V_1とV_2誘導は，R/S比＞1であるがT波の増高を認めない．I，aV_L，V_5，V_6誘導にq波を認める．

ふたたび問題の心電図へ

　問題の心電図（図6）に戻りましょう．V_1，V_2誘導のR波高はS波高より大（R/S比＞1）です．T波も陽性を示し，V_2とV_3誘導は増高T波を呈しています．以上の所見より，**後壁心筋梗塞**と診断できます．また，I，aV_L，V_6誘導に小さなq波を，aV_L誘導で陰性T波がみられ，側壁にも梗塞が及んでいることが考えられます．この患者さんの冠動脈造影で，左回旋枝（#11）の閉塞を認めました．

　今回は後壁心筋梗塞を取り上げました．後壁の心筋梗塞では，心筋梗塞に特徴的な心電図変化（ST上昇，異常Q波，冠性T波）を認めず，一見すると高カリウム血症や健常人にみられる反時計方向回転と間違いやすいので，V_1，V_2誘導のR波やT波の増高，側壁や下壁の心電図変化に注目しましょう．

文献
1) 小沢友紀雄，他：V_1の高いR波（またはR/S≧1）のみかた．綜合臨牀，**55**（7）：1941-1952，2006．
2) 野崎　彰：異常Q波を認めない心筋梗塞．Medical Practice，**21**（2）：324，2004．
3) 庭野慎一：見落としやすい心電図異常．新 目でみる循環器病シリーズ1 心電図（村川裕二 編）．28-37，メジカルビュー社，2005．

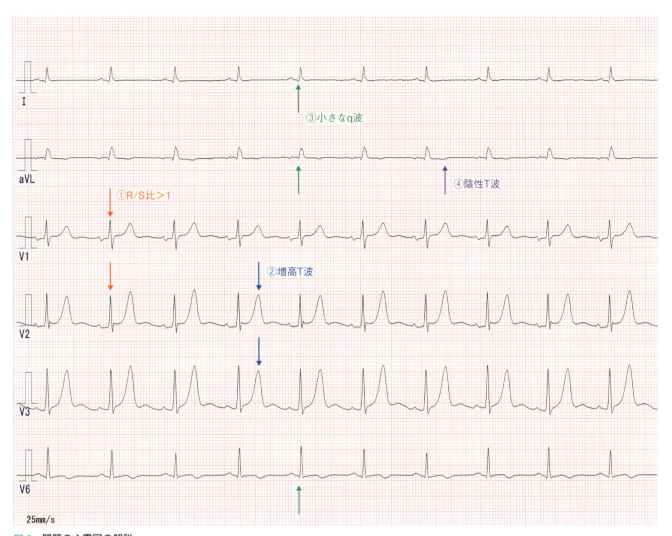

図6 問題の心電図の解説
①V₁，V₂誘導のR波高はS波高より大（R/S比＞1）で，T波も陽性を示し，②V₂，V₃誘導のT波は増高しており後壁心筋梗塞である．さらに，③Ⅰ，aV_L，V₆誘導に小さなq波を，④aV_L誘導で陰性T波を認め，側壁にも梗塞が及んでいる可能性がある．

> **Point**
> ・後壁心筋梗塞の心電図所見はV₁，V₂誘導のR/S比＞1，陽性T波，増高T波である．
> ・後壁心筋梗塞は側壁，下壁心筋梗塞に合併する場合が多いので，側壁，下壁が現れる誘導にも注目する．

Question 23

この心電図を読んでください

失神にて近医に入院中で，Adams-Stokes発作が疑われ紹介された85歳，女性の心電図です．

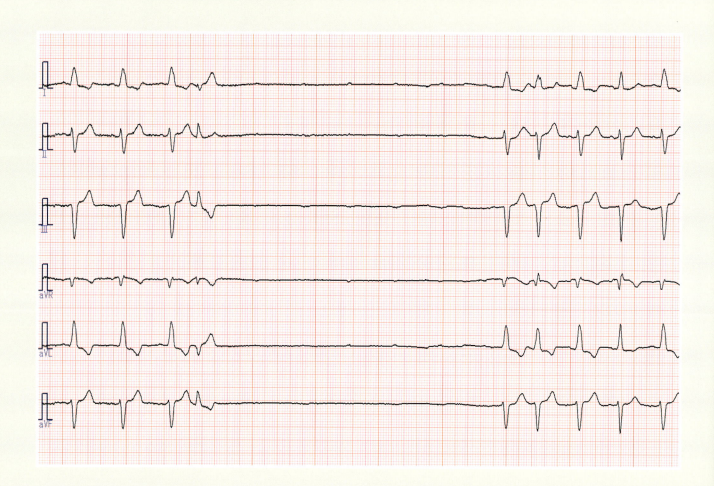

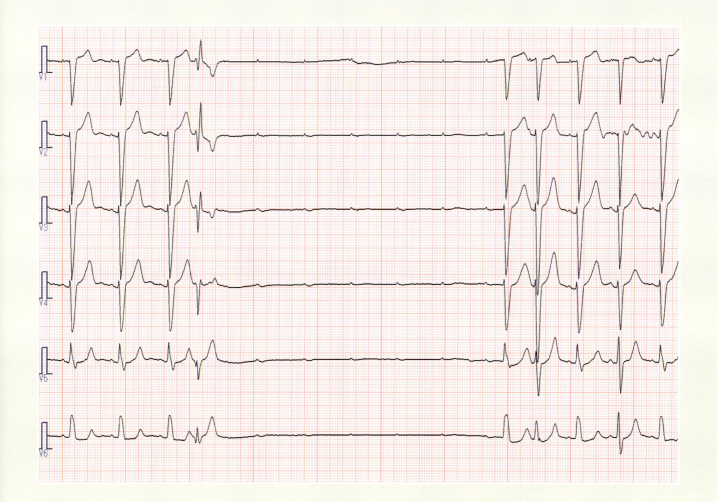

Question 23

解説

問題の心電図は？

12誘導心電図ではQRS波を4拍認め，その後に約4.5秒間，QRS波が消失しています．みていてドキドキする心電図ですね．きっと記録しているほうはもっとドキドキしたことでしょう．

さて，QRS波の消失が気になるところですが，それは後から考えるとして，まず，4拍目までを読んでいきましょう．1拍目から3拍目は同じ心電図です．R-R間隔は0.76秒ですので，心拍数は79/分となります．電気軸は左軸偏位を示します．移行帯はVとV誘導の間にありますので正常です．12誘導心電図では，3拍だけですが，P波とQRS波は1対1の関係にあり，P波はⅠ，Ⅱ，aV_F誘導で陽性となっていますので洞調律といえます．QRS幅は0.14秒と延長しています．QRS幅の延長がみられた場合の心電図の読み方はQuestion 8で取り上げました．QRS幅延長の代表例として，脚ブロックとWPW症候群をあげました．問題の心電図はV₁誘導でrS型を，ⅠとV₆誘導で幅広く結節を認める陽性のR波を示しますので，完全左脚ブロックと診断できます．基本は完全左脚ブロックだとわかりました．

次に4拍目です．4拍目の心電図をみますと，QRS幅は0.12秒と幅広く，V₁誘導でrsR'型を示しています．先行するP波を伴っていませんので心室期外収縮が考えられます．よくみますとT波にnotchのようなものがみえます．3拍目のP波からnotchまでは0.76秒で，1拍目と2拍目のP-P間隔と同じですので，やっぱりP波ですね．

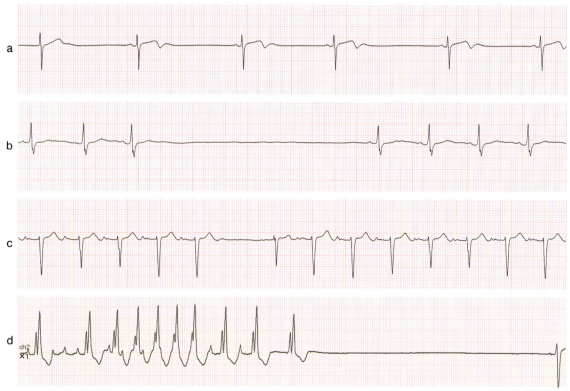

図1　洞機能不全症候群の心電図
a：持続性洞徐脈……心拍数は31/分と徐脈を認め，P波とQRS波は1対1の関係にある．
b：洞停止……約4.5秒の心停止がみられる．洞停止では，延長したP-P間隔が正常のP-P間隔の整数倍とはならない．
c：洞房ブロック……5拍目と6拍目にP-QRSの脱落がみられる．延長したP-P間隔は正常のP-P間隔のほぼ整数倍となる．
d：徐脈頻脈症候群……頻拍発作停止直後に洞結節の興奮が出ず，心停止がみられる．

ということで，1拍目から3拍目は完全左脚ブロックで洞調律，4拍目は心室期外収縮まではわかりました．その後に約4.5秒間，QRS波がありません．基線にP波のみがみられます．P-P間隔はほぼ同じです．

Adams-Stokes発作

心停止や頻脈発作などの不整脈のために脳への血流が低下または停止し，その結果，意識障害（失神）発作を起こすものをAdams-Stokes発作といいます[1]．本来，完全房室ブロックによる失神，痙攣をきたすものを指しましたが，現在では症候群として，徐脈性不整脈のみならず，心室頻拍や心室細動などの頻脈性不整脈による意識障害全般を意味します．

緊急治療を要する徐脈性不整脈

徐脈性不整脈によるもっとも重要な症状としては，めまいや眼前暗黒感，さらには失神発作などの脳虚血症状があげられます[2]．緊急治療を必要とする徐脈性不整脈として，洞機能不全症候群（sick sinus syndrome, SSS）と房室ブロックがあります．洞機能不全症候群は，洞結節の自動能あるいは洞房伝導の一過性または持続的な低下により生じ，失神や心不全などの臨床症状を呈します[3,4]．心電図所見から，① **持続性洞徐脈**，② **洞停止あるいは洞房ブロック**，③ **徐脈頻脈症候群**の3つに分けられます（図1）．Question 10でも簡単に解説しましたが，房室ブロックは房室伝導系における伝導の遅延，伝導途絶によって生じ，Ⅰ度，Ⅱ度，Ⅲ度に分けられます．また，Ⅱ度房室ブロックのなかで，房室伝導比が2対1伝導より低い場合（3対1伝導や4対1伝導など）を高度房室ブロック（図2）ともよびます．

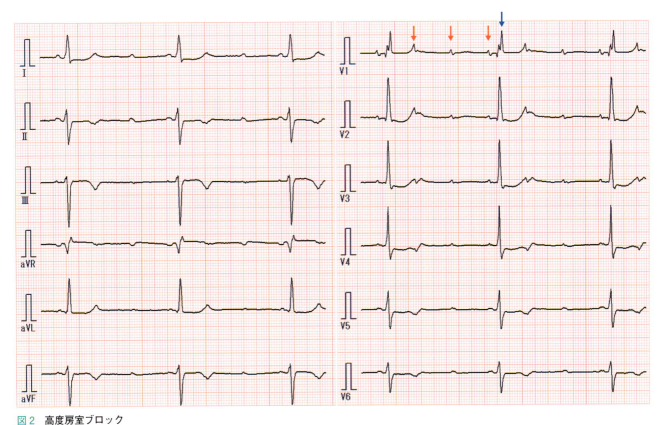

図2 高度房室ブロック
房室伝導比が2対1より低い場合を高度房室ブロックという．この心電図はP波（赤矢印）が3つに対してQRS波（青矢印）が1つで，3対1房室ブロックである．

Question 23

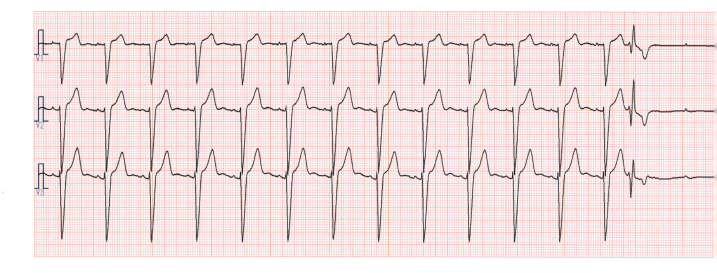

ふたたび問題の心電図へ

もう一度問題の心電図をみましょう．約4.5秒の心室停止がみられます（図3）．P波のみを認め，QRS波が欠如していますので，心房の興奮が心室へつながっていない，つまり房室ブロックが存在しているということですね．問題の心電図のように，正常もしくは軽度房室ブロックから突然房室伝導が数拍以上連続して途絶え，その間，下位ペースメーカーが作動せず，長い心室停止が起こるタイプの房室ブロックを「発作性房室ブロック」（paroxysmal atrioventricular block, PAVB）といいます．発作性房室ブロックによる心停止は2，3秒から，長い場合には30秒以上持続するため，めまいや失神が主訴となります[5]．

以上のことより，問題の心電図は完全左脚ブロック＋心室期外収縮＋発作性房室ブロックと診断されます．

今回は発作性房室ブロックを取り上げました．発作性房室ブロックは，失神の原因として重要ですが，発作時の心電図記録を得ることは容易でないといわれています．原因不明の失神例では，発作性房室ブロックの可能性も念頭におく必要があります[6]．

文献
1) 林　英守，他：不整脈と失神．*Mebio*，**25**（5）：92-101，2008．
2) 内藤滋人：緊急治療を要する不整脈．治療，**82**（8）：2111-2120，2000．
3) 金枝朋宜，他：洞不全症候群．月刊医学と薬学，**69**（5）：723-727，2013．
4) 佐藤　実，他：徐脈性不整脈．*Medical Practice*，**11**（9）：1637-1641，1994．
5) 深堀耕平，他：発作性房室ブロック．別冊日本臨床　新領域別症候群シリーズ（No.4），595-598，日本臨牀社，2007．
6) 坂東重信，他：診断が困難な発作性房室ブロック．*Medical Practice*，**13**（1）：142，1996．

Point
- 発作性房室ブロックでは，突然に房室伝導が数拍以上連続して途絶え，長い心室停止が起こる．
- 発作性房室ブロックは，失神の原因として重要である．

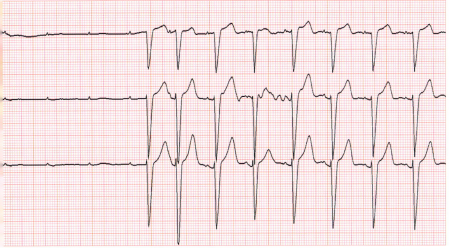

図3 問題の胸部誘導心電図
問題の胸部誘導心電図の全記録（20秒）を示す．
心拍数が79/分の洞調律から心室期外収縮を認め，
その後，約4.5秒の心室停止を認める．

ひとくちMemo　2対1房室ブロック

Ⅱ度房室ブロックは房室伝導がときに途絶するものをいい，2つに分類されます．1つはWenckebach型（MobitzⅠ型）とよばれ，PQ時間が徐々に延長した後にQRS波が脱落します．2つ目はMobitzⅡ型とよばれ，PQ時間の延長なしに突然QRS波が脱落します．P波の1つおきにQRS波が脱落する（P波2つに対しQRS波が1つ）場合にはWenckebach型とMobitzⅡ型の区別ができないので，2対1房室ブロックとよびます．

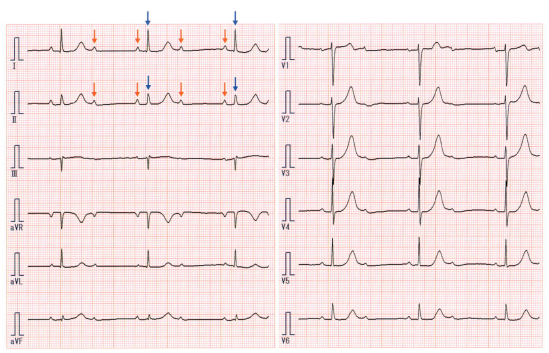

2対1房室ブロック
P-P間隔が一定で，P波（赤矢印）が2つに対して1つの割合でQRS波（青矢印）を認める．

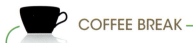

COFFEE BREAK

もっとも心拍数の少なかった心電図

　aは，私が今までにみた心電図のなかでもっとも心拍数の少なかった心電図です．20秒間にQRS-T波が3個みられますので，心拍数は9/分になります．心拍数が1桁とは驚きます．P波とQRS波が無関係にみられ，完全房室ブロックです．この心電図がとられる1分前の心電図（b）では心拍数は37/分の完全房室ブロックですので，aの心電図は発作性房室ブロックの可能性があります．

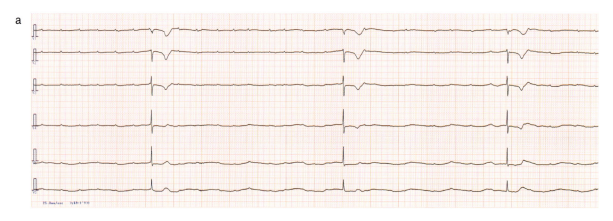

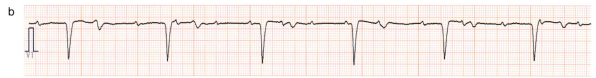

Question 24

この心電図を読んでください

脳梗塞で入院した70歳，女性の心電図です．
以前より不整脈を指摘されていました．

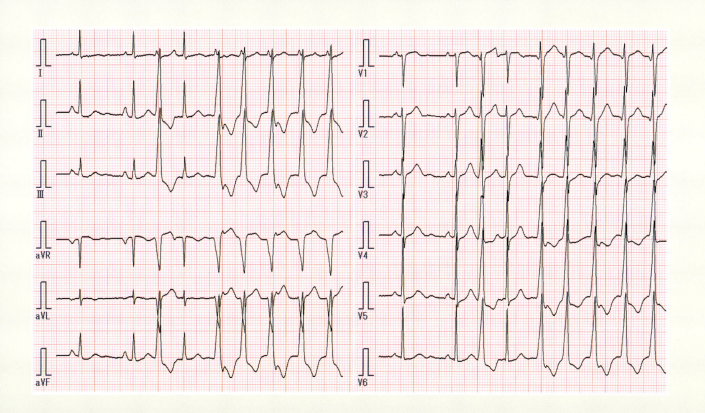

Question 24

解 説

問題の心電図は？

まず，12誘導心電図をみてみましょう．1拍目と2拍目は同じ形をしています．2拍の電気軸は正常軸で，移行帯はV_3とV_4誘導の間にあり正常です．P波とQRS波は1対1の関係にあり，P波はⅠ，Ⅱ，aV_F誘導で陽性となっていますので洞調律といえます．3拍目はQRS幅が広く，先行するP波を伴っていません．正常心拍より早期に出ていますので，心室期外収縮であることがわかります．4拍目のQRS波とT波は1拍目，2拍目とほぼ同じ形をしています．よくみると3拍目のT波上にP波がみられます．1拍目と2拍目のR-R間隔と2拍目と4拍目のR-R間隔はほぼ同じです．洞調律リズムの間に期外収縮が入り込むのを間入性期外収縮といいますので，3拍目は間入性心室期外収縮です（図1）．5拍目から10拍目は心室期外収縮と同じ形ですから，心室期外収縮の連発と考えられます．

期外収縮

期外収縮はQuestion 5で取り上げましたが復習しましょう．期外収縮は予定されている収縮タイミングより早期に生じ，心房もしくは房室接合部から出現する上室期外収縮と，心室から出現する心室期外収縮に分類されます．期外収縮が3連発以上連続して出現すると，心房頻拍あるいは心室頻拍とよばれます．連発の持続時間が30秒以下の場合は非持続性（図2），30秒以上続くと持続性と定義されています[1]．

心室期外収縮（premature ventricular contraction, PVC）

正常心拍より早期に心室より刺激が発生し，QRS波を形成するものを心室期外収縮といい，先行するP波がみられず，QRS幅は0.12秒以上と幅広となります．QRS波の形は期外収縮の起源により決まり，同じ部位から発生したPVCは同じ形をとり単形性，同じ誘導で異なる形（図3）

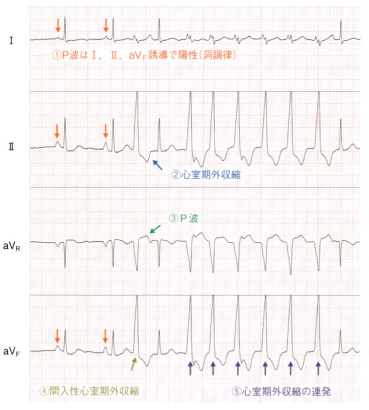

図1　問題の心電図の解説
① 1拍目と2拍目のP波は，Ⅰ，Ⅱ，aV_F誘導で陽性となっているので洞調律といえる．
② 3拍目のQRS波は幅が広く，先行するP波を伴っていないので心室期外収縮である．
③ 4拍目のQRS波は1拍目，2拍目と同じ形をしており，3拍目のT波上にP波をみる．
④ 1拍目と2拍目のR-R間隔と2拍目と4拍目のR-R間隔は同じなので，3拍目は間入性心室期外収縮であることがわかる．
⑤ 5拍目〜10拍目は心室期外収縮の連発である．

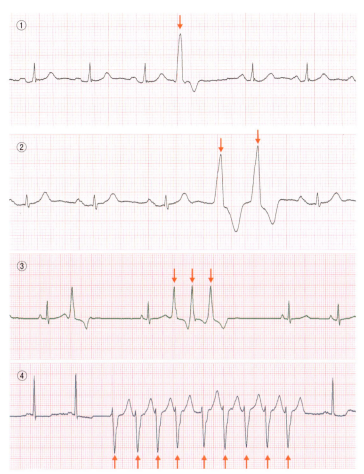

図2 心室期外収縮
①心室期外収縮……4拍目に先行するP波を認めない幅広いQRS波を認め（矢印），心室期外収縮である．
②心室期外収縮2連発……4拍目，5拍目は心室期外収縮の2連発である（矢印）．
③心室期外収縮3連発……2拍目は心室期外収縮，4拍目〜6拍目に心室期外収縮の3連発を認める（矢印）．3連発以上を心室頻拍という．
④心室頻拍……3拍目〜11拍目に心室期外収縮の9連発を認め（矢印），非持続性心室頻拍である．

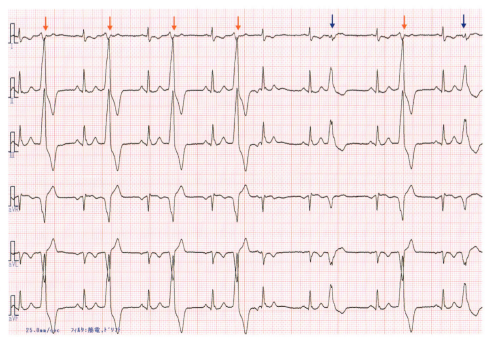

図3 多形性心室期外収縮
同じ誘導で異なる形の心室期外収縮を多形性とよぶ．肢誘導心電図には，2つの形（赤矢印と青矢印）の心室期外収縮がみられる．

Question 24

のものは多形性といいます[2]．

PVCの起源

PVCの発生起源は12誘導心電図波形から推定する[2~4]ことができます．一般的には起源が左室にあれば右脚ブロック型，右室にあれば左脚ブロック型となります．つまり，PVCが左室起源であれば左室の興奮に続いて右室が興奮することになりますので，右脚ブロック時の興奮パターンと類似するために，右脚ブロック型の心電図変化を示すのです．右室起源ではその逆となり，左脚ブロック型の心電図波形を示すことになります．ただし，左脚ブロック型の場合には，ときに左室起源のこともあります．

右脚ブロック型か左脚ブロック型かを判断した後に，電気軸をみます．頭側起源のPVCは，電気的興奮が頭側から尾側に向かうので，下からみる誘導（Ⅱ，Ⅲ，aV_F）では近づくことになり，上向きの高いR波を示し（極端な右軸偏位），これを下方軸といいます．尾側起源のPVCでは頭側起源とは逆になるので，Ⅱ，Ⅲ，aV_Fで下向きの深いS波を示し（極端な左軸偏位），これを上方軸といいます．以上の組み合わせから，おおよその起源が推察されます．

右室での頭側は右室流出路付近ですので，右室流出路起源のPVCは左脚ブロック型で下方軸（図4-①），尾側は右室心尖部付近ですから右室心尖部起源のPVCは左脚ブロック型で上方軸を示します（図4-②）．

左室での頭側は前壁付近ですので，左室前壁起源のPVCは右脚ブロック型の下方軸（図5-③），尾側は後壁付近ですから左室後壁起源のPVCは右脚ブロック型の上方軸を示します（図5-④）．

左室起源のPVC

左室起源と推定された場合，さらに側壁誘導であるⅠとaV_L誘導から起源を推定します．ⅠとaV_L誘導が下向きであれば側壁起源，上向きであれば側壁と対側の中隔起源と考えられます．図5-⑤の心電図をみてください．ⅠとaV_L誘導は深いS波を認めますので側壁，Ⅱ，Ⅲ，aV_F誘導は高いR波を認めますので前壁，PVCの起源はその組み合わせである左室前側壁が起源と推定できます．図5-⑥の心電図では，ⅠとaV_L誘導でR波を認めますので中隔，Ⅱ，Ⅲ，aV_F誘導でS波を認めますので後壁，PVCの起源は2つの組み合わせである左室後中隔が起源と考えられます．

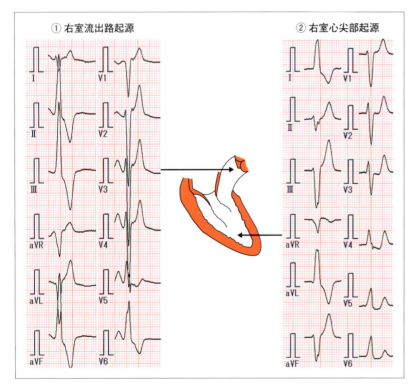

図4 右室起源の心室期外収縮
右室起源の心室期外収縮は左脚ブロック型となる．
① 右室流出路起源では左脚ブロック型で下方軸（Ⅱ，Ⅲ，aV_FでR波）となる．
② 右室心尖部起源では，左脚ブロック型で上方軸（Ⅱ，Ⅲ，aV_FでS波）となる．

心室頻拍
(ventricular tachycardia, VT)

　心室頻拍とは，心室にその興奮起源を有する頻拍で，脈拍が100/分以上と定義され，心電図上はQRS幅が0.12秒以上のwide QRS頻拍を示します[5]．心室頻拍はPVCと同様に，起源を12誘導心電図から推察することができます．もっとも頻度が高いのは流出路起源特発性心室頻拍で，特に右室流出路起源が多いといわれています．

ふたたび問題の心電図へ

　問題の心電図をみますと，5拍目から10拍目の6連発のPVCがみられます（図6）．6連発の心拍数は136/分と頻拍となっています．6連発の心電図をよくみますとT波にノッチ（notch）がみられ，ノッチと次のノッチ間の時間は0.84秒となります．これは問題の心電図の1拍目と2拍目のP-P時間と同じですので，P波と考えられます．頻拍時にP波とQRS波は関連がなく別々に興奮していることを示しています．これを房室解離といいます．

　以上より，問題の心電図は**心室期外収縮＋非持続性心室頻拍**と診断されます．心室頻拍の起源は左脚ブロック型で，Ⅱ，Ⅲ，aV_Fで高いR波を示している（下方軸）ことから右室流出路起源の心室頻拍と考えられます．

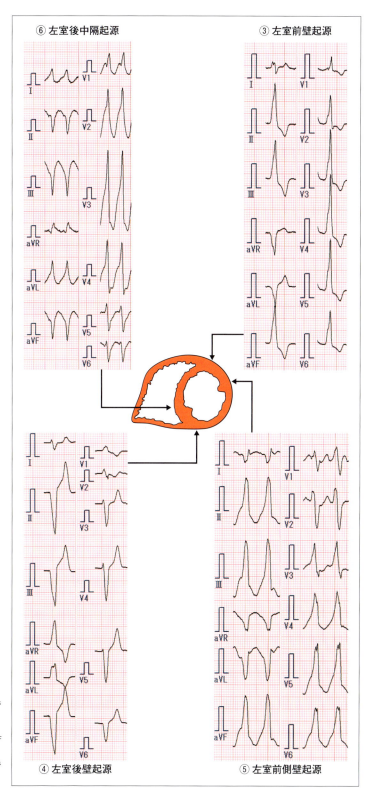

図5　左室起源の心室期外収縮
左室起源の心室期外収縮は右脚ブロック型となる．
③ 左室前壁起源では右脚ブロック型で下方軸（Ⅱ，Ⅲ，aV_FでR波）となる．
④ 左室後壁起源では，右脚ブロック型で上方軸（Ⅱ，Ⅲ，aV_FでS波）となる．
ⅠとaV_L誘導で深いS波があると⑤ 側壁起源，ⅠとaV_L誘導で高いR波があると⑥ 中隔起源と推定できる．

Question 24

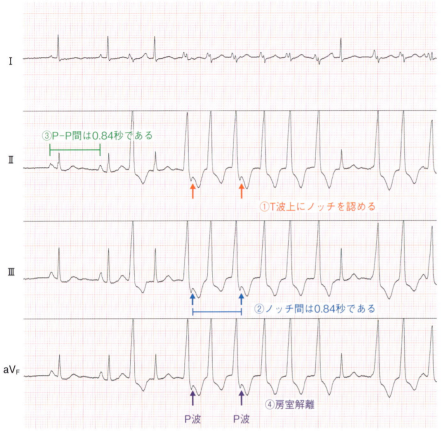

図6　問題の心電図の解説
①6連発の心室期外収縮（心室頻拍）のT波上にノッチがみられる．
②ノッチと次のノッチ間の時間は，0.84秒である．
③1拍目と2拍目のP-P間の時間も0.84秒であるので，ノッチはP波であることがわかる．
④頻拍時のP波とQRS波は別々に興奮している（房室解離）ので，心室頻拍であると診断できる．

　今回は非持続性心室頻拍を取り上げました．12誘導心電図から心室期外収縮および心室頻拍のおおよその発生起源を推察する方法を中心に記載しました．

　少し難しくなったかもしれませんが，「起源は，右脚ブロック型であれば左室，左脚ブロック型であれば右室．ただし例外もあり」これだけは覚えておきましょう．カテーテルアブレーションの発展に伴い，術前の心電図波形から心室頻拍の起源をある程度推察することが可能[4]となっています．心室頻拍の起源を推定する種々の方法がありますので，さらに詳細な起源推定に興味のある方は参考文献を参照してください．

文献
1) 大塚崇之：期外収縮の薬物治療．Heart View, **15**(2)：170-176, 2011.
2) 碓井雅博, 井上 博：心室期外収縮．臨床医, **17**(3)：276-280, 1991.
3) 永瀬 聡：治療が変わる！頻脈性不整脈の読み方．レジデントノート, **15**(1)：67-73, 2013.
4) 黒木健志, 青沼和隆：心電図による心室頻拍の起源診断．Circulation, **2**(6)：64-72, 2012.
5) 向井 靖, 砂川賢二：心室頻拍．医学と薬学, **69**(4)：587-594, 2013.
6) 及川恵子, 森田典成：幅広いQRS波を示す頻拍にはどのようなものがありますか？ CIRCULATION Up-to-Date, **6**(3)：361-372, 2011.
7) 川村祐一郎：危険な不整脈の見分け方：心電図上注目すべきポイント．日本臨床麻酔学会誌, **32**(3)：419-427, 2012.

Point
- 心室頻拍は，脈拍が100/分以上で，先行するP波を伴わないwide QRS頻拍である．
- 房室解離があれば，心室頻拍の診断は確実である．
- 心室期外収縮あるいは心室頻拍の心電図波形から，おおよその発生起源を推察できる．

ひとくちMemo | wide QRS 頻拍

　QRS幅の広い頻拍（wide QRS tachycardia）には，①心室頻拍（VT），②脚ブロックや変行伝導を伴う上室頻拍，③WPW症候群における心房細動があげられます．wide QRS頻拍の心電図による鑑別としてさまざまなポイントがあげられていますが，あくまでも確率的なもので絶対的なものとはいえません．確実に心室頻拍と診断できるのは房室解離が認められた時です．

　以下におもな鑑別ポイント[6,7]をあげました．参考にしてください．

① QRS幅が140 msec以上の場合は心室頻拍が示唆される．
② 胸部誘導の極性がすべて同一（すべての胸部誘導でQRS波が上向きまたは下向き）の場合には心室頻拍が示唆される．
③ 右脚ブロック型で，V_1誘導の三相性QRS（rsR）は上室頻拍（SVT）が示唆される．
④ 右脚ブロック型で，V_6誘導のQS型，QR型，R型は心室頻拍が示唆される．
⑤ 左脚ブロック型で，V_6誘導のQ波は心室頻拍が示唆される．
⑥ すべての胸部誘導で，RS波の消失は心室頻拍が示唆される．

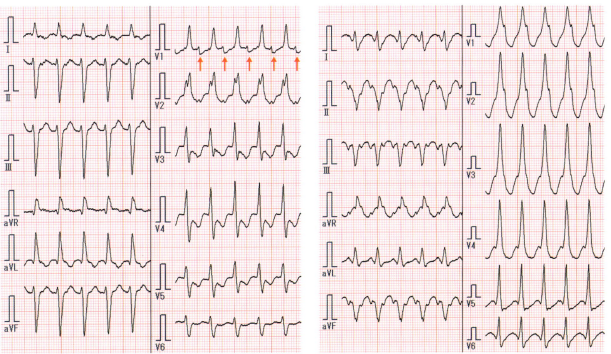

a：上室頻拍　　　　　　　　　　　　　　b：心室頻拍

a：逆行性P波（矢印）がQRS波と1対1でV_1，V_2誘導に認められることより，右脚ブロックを伴った上室頻拍が疑われる．
b：QRS幅は140 msecで，すべての胸部誘導のQRS波が上向きであることより心室頻拍が疑われる．しかし，P波が同定できないので，房室解離の判断はできない．

Question 25

この心電図を読んでください

意識消失しているところを発見され，救急搬送された85歳，女性の心電図です．

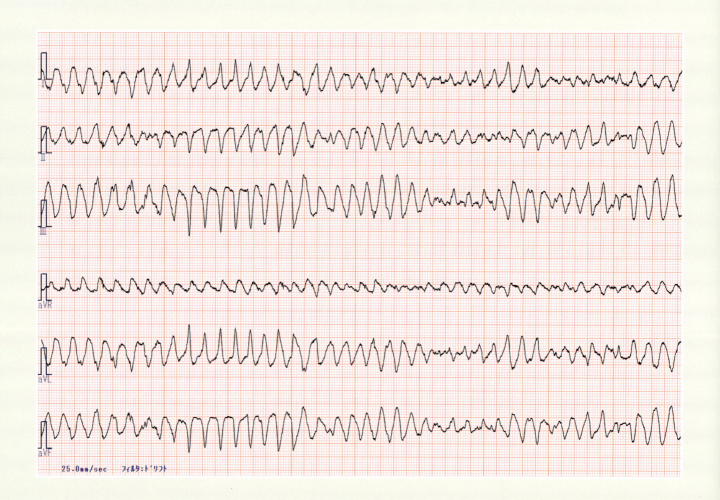

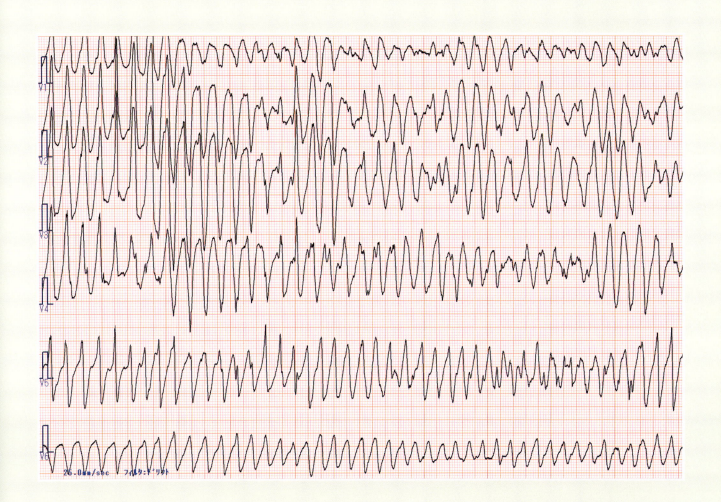

Question 25

解説

問題の心電図は？

ちょっとドキドキする心電図ですね．問題の心電図を一目見て，「本で見たことがある」と思われた方も多いと思います．そうです．皆さんの考えている答えが正解だと思います．しかし，それでは解説にならないので，ちょっとだけ解説をします．

10秒間にQRS波形を42個認めます．心拍数は42×6＝252/分と計算されますので，252/分の頻拍です．P波ははっきりしません．V_3とV_4誘導がわかりやすいですが，QRS波の尖っているほうをみていくと変化しているのがわかります．"極性が変化している"とか，"ベクトルの方向が徐々にずれていく"などの表現がよくされています（こちらの表現が格好いいですね）．このようにテープがねじ

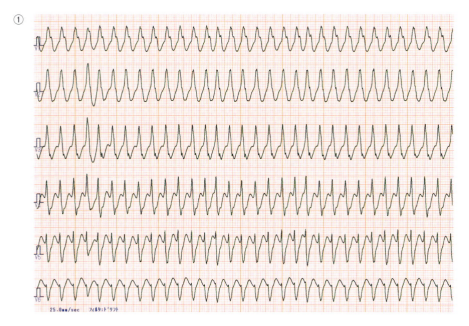

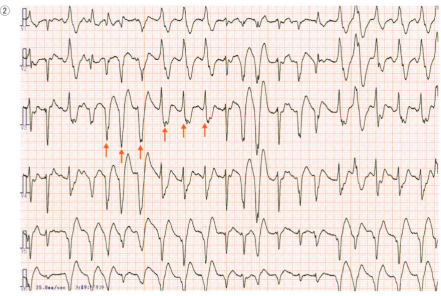

図1　心室頻拍の心電図
①単形性心室頻拍．発作時のQRS波形が一定である．
②多形性心室頻拍．QRS波形が変化する（矢印）．

れていくような形を示す心室頻拍を，「torsades de pointes（TdP）；トルサード・ド・ポアンツ」といいます．日本語では「倒錯型心室頻拍」とよばれます．

多形性心室頻拍（polymorphic VT）

心室頻拍は，発作時のQRS波形が一定である単形性心室頻拍と，QRS波形が変化する多形性心室頻拍に分けられます（図1）．

単形性心室頻拍は単一の起源またはリエントリー伝導路に起因し，規則的でほぼ同じ形のQRS波形を示します．Question 24 で取り上げたのは単形性心室頻拍でした．

一方，多形性心室頻拍はいくつかの異なる起源または伝導路に起因し，不規則で多様な形のQRS波を伴います[1]．多形性心室頻拍のなかでQT延長を伴う場合をtorsades de pointes（TdP）とよびます[2]．

torsades de pointes（TdP）

QT延長症候群は，先天性QT延長症候群と後天性QT延長症候群に分類されます．

先天性は遺伝子異常に基づく心筋イオンチャネルの異常で，頻度は少ないとされています．

後天性QT延長症候群とは，薬剤，徐脈，電解質異常（低カリウム血症，低マグネシウム血症，低カルシウム血症）などの二次的要因が原因でQT延長をきたし，TdPを生じるものをいいます（図2）．臨床的によく遭遇するのは後天性です．

TdPの診断は，発作時の特徴的な心電図変化に基づいて行われます．QT延長がみられ，QRS波の極性と振幅が基線を軸としてねじれるように刻々と変化する多形性頻拍が記録されれば，TdPと診断できます．発作時の心拍数は200〜280/分と速く，自然停止することが多いとされていますが，ときに心室細動に移行すること[2]があり，要注意の不整脈です．

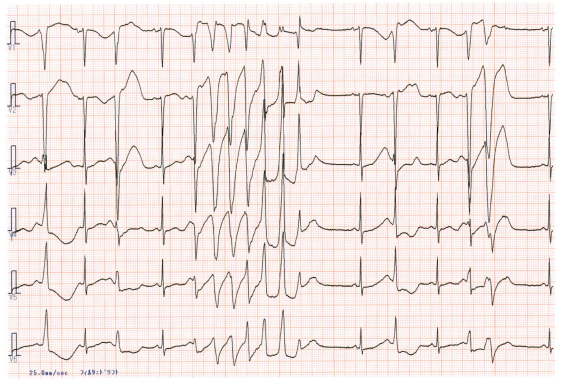

図2　薬剤性QT延長症候群にみられたTdP
血清カリウム値は3.1 mEq/Lと低下を認めた．心電図ではQT延長とTdPを認める．患者は抗生物質を内服しており，薬剤性QT延長症候群が考えられた．

Question 25

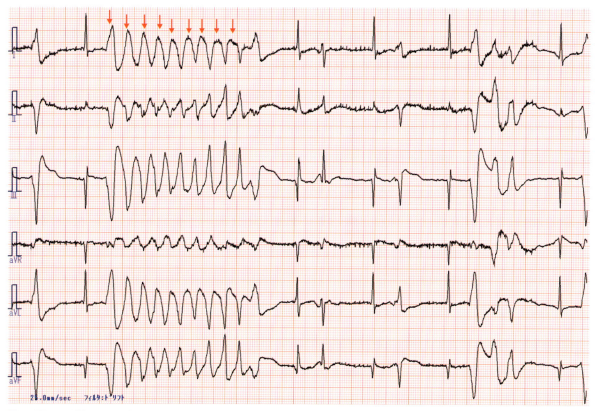

図3 問題の心電図と同一患者さんの心電図
問題の心電図が記録される2分前にとられた心電図である．極性が変化している多形性心室頻拍を認める（矢印）．それ以外は2段脈になっており，正確なQT時間を計測することができない．

ふたたび問題の心電図へ

問題の心電図をみてください．テープがねじれるように極性が変化しており，形からはTdPでよいと考えますが，TdPというからにはQT延長を証明する必要があります．問題の心電図の2分前に記録された心電図（図3）をみてみましょう．体動によるアーチファクトが多く読みにくいのですが，極性の変化している多形性心室頻拍を認め，それ以外は2段脈となっており，正確なQT時間を計測することができません．そこで，原因を探すため検体検査結果を確認したところ，血清カリウム値が2.4 mEq/L（正常値：3.5～5.0 mEq/L）と低下しており，**低カリウム血症によるTdP**と診断されました．

低カリウム血症と心電図変化

血清カリウム値が3.5 mEq/L未満の場合を低カリウム血症といいます．低カリウム血症では，QRS時間の延長，STの低下，U波の増高，T波の平坦あるいは陰性化，QT時間の延長を示します．

一般的に，血清カリウム値が約3.0 mEq/L以下になるとU波が増高し，T波の終末部分とU波が重なりQT（QU）時間は延長します．低カリウム血症発症時に，抗不整脈剤などによりさらにカリウムイオンチャネルが抑制されるとQT延長が著しくなり，TdPや心室細動が出現しやすくなる[3]といわれています．

今回はtorsades de pointes（TdP）を取り上げました．問題の心電図がとられた患者さんは，何らかの原因で血清カリウム濃度が低下し，QT延長のためにTdPが生じたと考えられます．

ひとくちMemo | 低カリウム血症

　低カリウム血症のおもな心電図変化は，U波の増高とST-T変化です．低カリウムの程度が強くなるに従い，U波は増高し，ST-Tは低下します[4]．U波の増高につれてT波との区別がつきにくくなりますので，「QT時間」ではなく，「QU時間」と表現されることもあります．

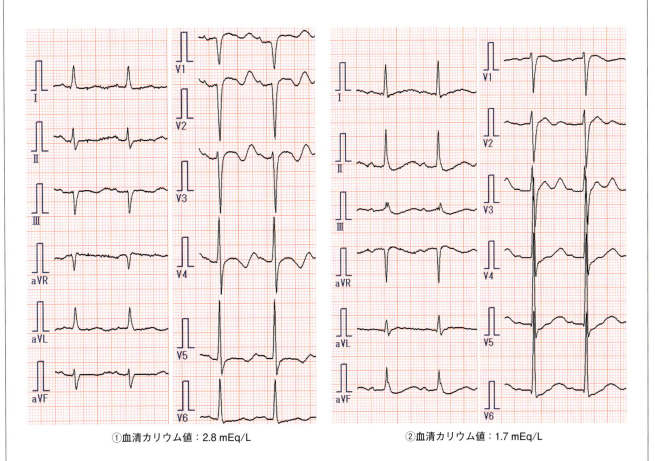

①血清カリウム値：2.8 mEq/L　　　　　②血清カリウム値：1.7 mEq/L

①，②はともにU波の増高を認め，QT（QU）時間の延長を認める．②の心電図のほうがSTの低下が明らかである．

文献

1) 及川惠子, 森田典成：幅広いQRS波を示す頻拍にはどのようなものがありますか？ *CIRCULATION Up-to-Date*, **6**(3)：361-372, 2011.
2) 大江 透, 他：専門医から学ぶ不整脈の臨床 心室頻拍の診断と治療. 日本臨床麻酔学会誌, **32**(1)：8-17, 2012.
3) 長野徳子, 他：心電図変化からの電解質異常診断. *Heart View*, **13**(10)：1095-1101, 2009.
4) 小沢友紀雄, 他 編著：心電図診断基準100. 中外医学社, 1989.

Point

- torsades de pointes（TdP）はQT延長を伴い，テープがねじれていくような特徴的な形をした心室頻拍である．
- QT延長症候群は先天性と後天性に分類され，後天性QT延長症候群のほうが頻度が高い．

Question 26

この心電図を読んでください

心電図異常で紹介された60歳，女性の心電図です．

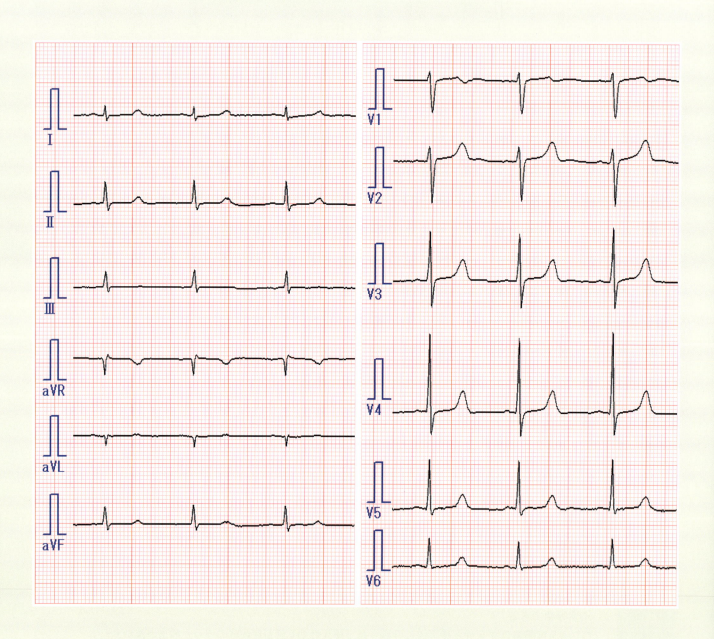

解説

問題の心電図は？

問題の心電図をみましょう．心拍数は65/分で正常です．電気軸は正常軸を示し，移行帯はV_2とV_3誘導の間にありますので，正常です．P波とQRS波をみると1対1の関係にあり，P波はⅠ，Ⅱ，aV_F誘導で陽性となっていますので洞調律といえます．PQ時間は0.12秒と正常です．QRS幅も0.08秒と正常です．しかし正常としてよいのでしょうか．気になる点としては，ST部分が長いような気がします．QT時間を計測してみましょう．

QT時間の計測法

QRS波のはじめからT波の終わりまでをQT時間といい，心室の興奮開始から終了まで，つまり脱分極から再分極の時間を表しています．

皆さんはQT時間の計測に悩むことはありませんか？Q波（Q波がない場合にはR波）の開始点はわかりやすいのですが，T波はなだらかな丘のような形をしていますので，終了点がわかりにくいですね．特に，T波が平低，2相性，あるいはU波がT波に近い場合は迷ってしまいます．QT時間は12誘導のうちでもっとも広い誘導を選んで計測すればよいのですが，一般的にはⅡ誘導とV_5誘導が計測しやすい誘導となります[1]．

QT時間の計測には2種類の方法があります（図1）．1つは，QRS波のはじめからT波の終末部が基線に戻ったポイントまでの時間をQT時間とする方法，2つ目は，T波の下降脚の最大傾斜部に接線を引き，その接線と基線の交点をT波終了点としてQT時間を計測する方法です[1]．

QTcについて

QT時間は通常徐脈の時に長く，頻脈の時に短くなるため，R-R間隔で補正する補正QT時間（QTc）が使われます．補正方法として，Bazettの式が広く用いられています[2]（図2）．

Bazettの式　　　$QTc = \dfrac{実測したQT時間}{\sqrt{R\text{-}R時間}}$

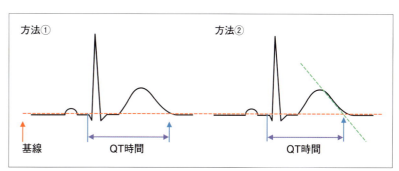

図1　QT時間の計測
方法①：QRS波のはじめからT波の終末点が基線に戻ったポイントまでの時間をQT時間とする．
方法②：T波の下降脚の最大傾斜部に接線を引き，その接線と基線の交点をT波終了点として，QRS波のはじめからT波終了点までの時間をQT時間とする．

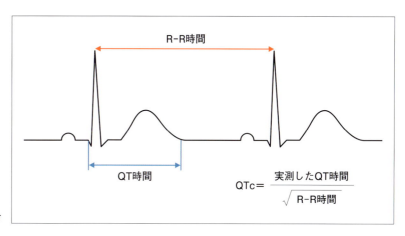

図2　QTcの求め方

Question 26

QTcの正常範囲は，0.36〜0.44秒です．QT延長とは正常範囲をこえる場合をいいますが，QTcが0.46秒以上で明らかなQT延長とし，0.48秒以上で中等度，0.5秒以上で高度の延長とおおよその見当をつけるとよいでしょう[1]．0.44〜0.46秒は境界域とされています．

しかし，QTcを計算するには電卓もいりますし煩雑です．見た目でQT時間がR-R間隔の半分以下，あるいは0.5秒以下を正常とすれば十分です[3]．QT時間が長そうだと思えばQTcを計算するようにしましょう．

QT時間の異常

QT時間の異常には延長と短縮があります．QT延長には先天性（図3）と後天性があり，頻度としては後天性が多いです（☞Question 25）．後天性には抗不整脈剤や向精神薬などの薬剤性，完全房室ブロックや洞不全症候群などの徐脈，低カリウム血症（図4），低カルシウム血症，低マグネシウム血症などの電解質異常などがあります．それ以外にも急性心筋梗塞やたこつぼ心筋症などで巨大陰性T波を伴っている時にはQT時間が延長してきます（図5）．

一方，QT短縮は，高カルシウム血症（図6），頻拍時，ジギタリス剤の服用などで起こります．

低カルシウム血症

血清カルシウム濃度の正常値は8.5〜10.5 mg/dLで，8.5 mg/dL以下の場合を低カルシウム血症といいます[4]．原因としては，副甲状腺機能低下症，偽性副甲状腺機能低下症，マグネシウム欠乏症，腸管吸収不良症候群などがあります[5]．低カルシウム血症の心電図変化は，ST部分およびQT時間の延長です．

QTの形

QT時間が延長していれば，次にQTの形をみます．U波の増高があれば低カリウム血症が，ST部分が延長していれば低カルシウム血症が疑われます．それ以外であれば先天性QT延長症候群や薬剤によるQT延長症候群を考えましょう．

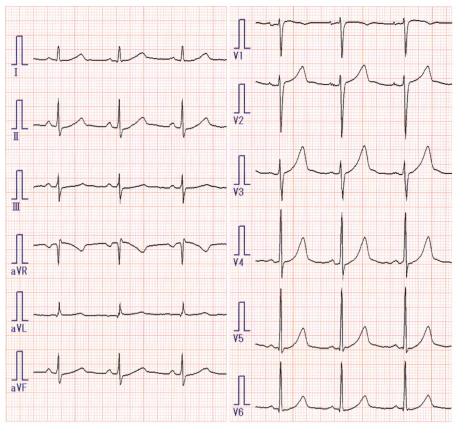

図3 先天性QT延長症候群の心電図
先天性QT延長症候群（LQT1）の患者さんの心電図である．QT時間は0.48秒，QTcは0.51秒で，QT時間が延長している．

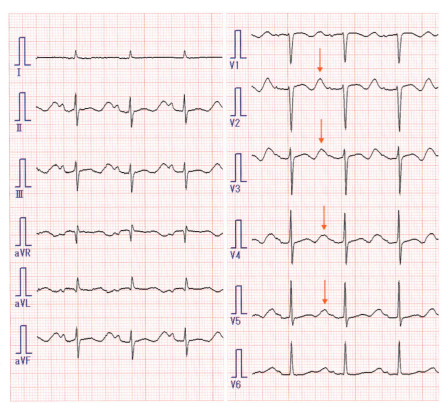

図4 低カリウム血症の心電図
T波の後に大きなU波（矢印）がみられる．T波とU波が重なって区別がつきにくいことも多く，QU時間として表現される場合もある．

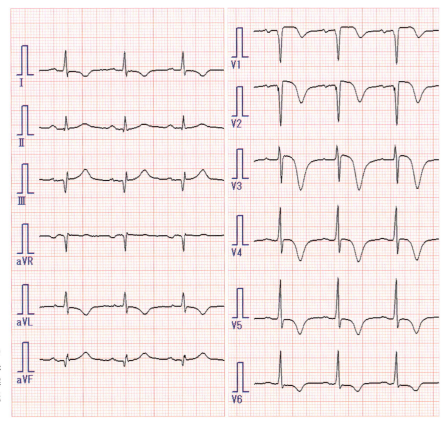

図5 急性心筋梗塞患者の第3病日の心電図
V_1〜V_2誘導に異常Q波を認め，V_1〜V_6誘導の陰性T波を認める．QT時間は0.54秒，QTcは0.59秒で，QT延長がみられる．心筋梗塞やたこつぼ心筋症などでは陰性T波とQT延長がみられる．

Question 26

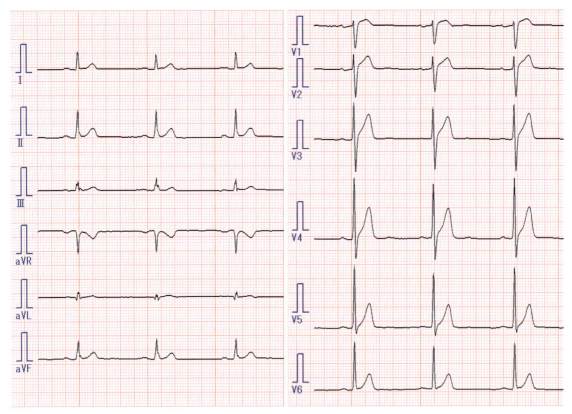

図6 高カルシウム血症の心電図
血清カルシウム値が 12.0 mg/dL の患者さんから得られた心電図である．QT 時間は 0.34 秒，QTc は 0.32 秒と短縮している．

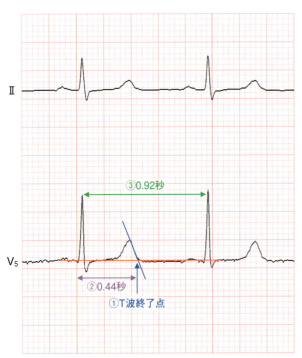

図7 問題の心電図の解説
① T 波の下降脚の最大傾斜部に接線を引き，その接線と基線の交点を T 波終了点とする．
② QT 時間（q 波から終了点）は 0.44 秒である．
③ R-R 時間は 0.92 秒である．
④ QTc は $0.44/\sqrt{0.92} \fallingdotseq 0.46$ 秒で，QT 時間延長といえる．

ふたたび問題の心電図へ

さて，問題の心電図に戻ります（図7）．まず，QTcを求めましょう．1拍目のQT時間は0.44秒で，R-R時間は0.92秒ですから，

$$QTc=0.44/\sqrt{0.92}≒0.46秒$$

となり，QT時間が延長していることがわかります．次に形をみますと，ST部分が延長していますので低カルシウム血症が疑われます．この患者さんの血清カルシウム値は，4.9 mg/dLと低下していました．

今回は低カルシウム血症によるQT延長を取り上げました．QTcの計算は煩雑なので，QT時間がR-R間隔の半分をこえているかどうかで判断するのが簡単な方法です．

文献

1) 小沢友紀雄，他：QT間隔の異常のみかた．綜合臨牀，**55**（12）：2899-2910，2006．
2) 嶋地　健，他：QT時間，U波．綜合臨牀，**49**（3）：560-563，2000．
3) 筒井健太，村川裕二：12誘導心電図とモニター心電図．心電図波形の緊急判読 手順とコツ．レジデント，**4**（5）：6-13，2011．
4) 田部井　薫：電解質異常（K, Ca, Mg）．危険な不整脈の予防と治療．ICUとCCU，**33**（1）：31-39，2009．
5) 猿渡　力：電解質異常と疾患 心電図と電解質．*Mebio*，**28**（1）：34-40，2011．

Point
- QT時間がR-R間隔の半分をこえている場合にはQT延長を疑う．
- 低カルシウム血症の心電図所見は，QT時間とST部分の延長である．

Question 27

この心電図を読んでください

胸背部痛にて近医を受診し,血圧低下にて救急搬送された55歳,男性の心電図です.
QRS波の形に注意して判読してください.

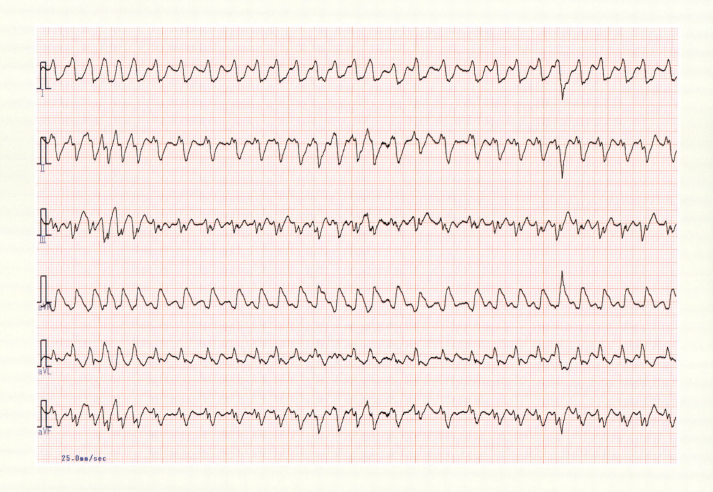

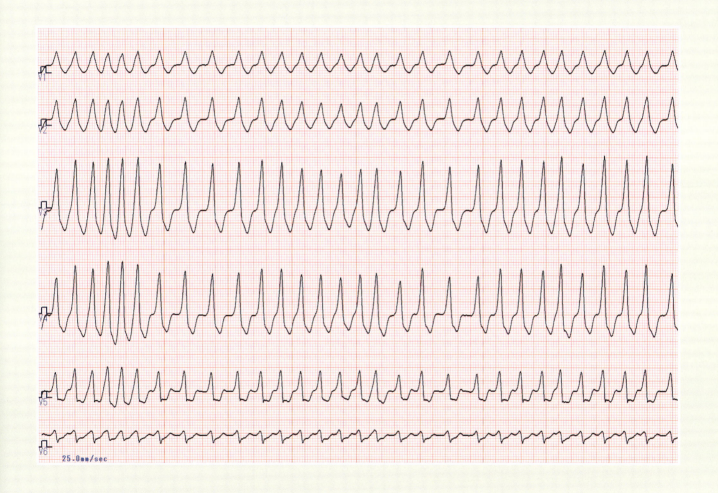

Question 27

問題の心電図は？

ちょっとドキドキする心電図です．一目で頻拍と判断できると思いますが，まず心拍数から計算してみましょう．10秒間でQRS波形を30個認めますので，心拍数は30×6＝180/分となります．180/分の頻拍です．P波ははっきりしません．R-R間隔は不規則ですね．QRS波の幅が広く，V_1誘導でR波を認め，ⅠとV_6誘導に幅広いS波を認めますので，右脚ブロック型と判断できます．心拍数が180/分でQRS幅は0.14秒と広いので，QRS幅の広い頻拍（wide QRS頻拍）といえます．

wide QRS頻拍

QRS幅が0.12秒をこえる頻拍をwide QRS頻拍（wide QRS tachycardia）といいます．wide QRS頻拍をみた場合には，危険性の高い心室頻拍を念頭におかなければなりま

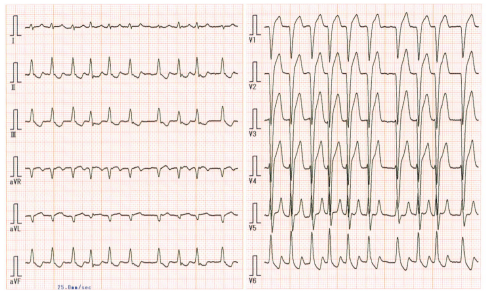

図1 完全左脚ブロックを伴った心房細動例
QRS幅は0.12秒と延長し，V_1誘導でQS型，Ⅰ，V_6誘導での幅広い陽性R波を示しており，完全左脚ブロックと判読できる．P波は認められず，R-R間隔は不規則で心房細動を合併している．

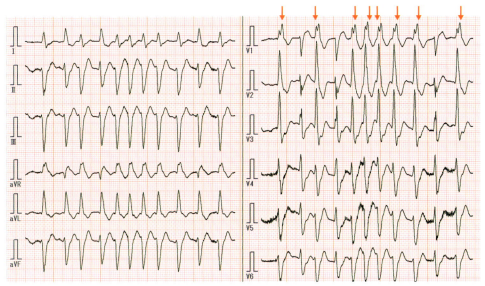

図2 変行伝導を伴った心房細動発作例
発作性心房細動で救急受診された患者からとられた心電図である．P波を認めず，R-R間隔は不規則である．変行伝導のために完全右脚ブロックになっている部分（矢印）がみられる．

せん．しかし，wide QRS 頻拍が必ずしも心室頻拍とはいいきれません．wide QRS 頻拍の場合には，① 心室頻拍，② 脚ブロックや変行伝導を伴う心房細動（図1，2）・心房粗動（図3）・上室頻拍，③ WPW 症候群における心房細動（図4）などを考えなければなりません[1,2]．脚ブロックを伴う上室頻拍と心室頻拍の鑑別法は，Question 24 の「ひとくち Memo」で取り上げましたので，参考にしてください．

一般的に心室頻拍，上室頻拍や心房粗動に変行伝導・脚ブロックを伴う場合，R-R 間隔は規則的となります[3]．一方，心房細動の R-R 間隔が不規則であることは Question

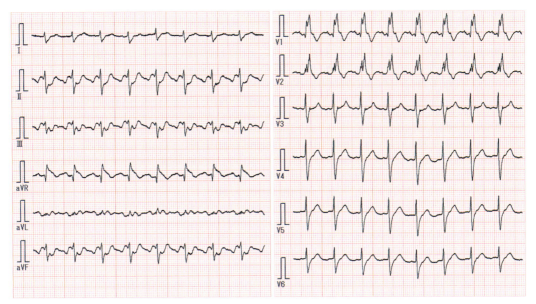

図3　右脚ブロックを伴った心房粗動例
QRS 幅は 0.12 秒と延長し，V_1 誘導で rsR' 型を示し，I，V_6 誘導で幅の広い S 波を認めることより完全右脚ブロックとわかる．II，III，aV_F 誘導で 1 つの R-R 間に 2 つの鋸歯状の規則的な波（粗動波）を認め，2：1 伝導の心房粗動である．

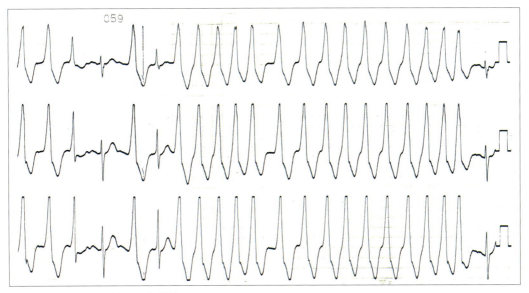

図4　WPW 症候群に伴う心房細動例
R-R 間隔が不規則な wide QRS 頻拍である．QRS 波の立ち上がりが緩やかで，デルタ波に類似している．

Question 27

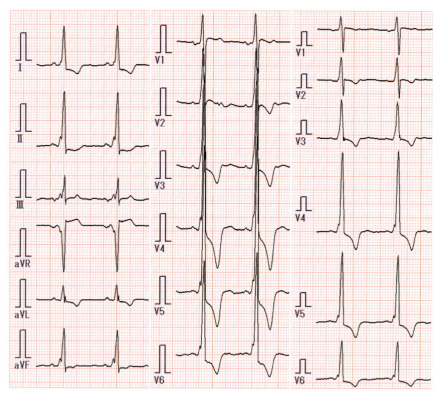

図5 問題の症例の非発作時の心電図
QRS波の立ち上がりに三角形のデルタ波がみられる．V_5誘導のR波高は3.0 mVと左室高電位を示しており，I，V_3〜V_6誘導にストレイン型ST-T変化を認め，左室肥大と診断される．

6で取り上げました．脚ブロックや変行伝導，WPW症候群を伴っていても心房細動ですので，R-R間隔はバラバラとなります．

問題の心電図は，R-R間隔の不規則なwide QRS頻拍といえます．よくみると，V_3，V_4誘導の立ち上がりが緩やかなデルタ波を思わせますので，WPW症候群に伴う心房細動と考えられます．

偽性心室頻拍（pseudo VT）

偽性心室頻拍は，WPW症候群に心房細動を伴うもので，幅広いQRS波形を示し，一見，心室頻拍に似ていることからこのようによばれます[3]．WPW症候群の10〜40%に心房細動が合併するといわれています．WPW症候群に心房細動が合併すると，副伝導路を経て頻回に心房興奮が心室に伝わるために，立ち上がりの緩やかなwide QRS頻拍となります．QRS波形の初期に洞調律時のデルタ波と極性が類似するデルタ波様波形を認めますが，その大きさはさまざまです[4]．心室内変行伝導や脚ブロックを伴った心房細動発作との鑑別ポイントは，デルタ波に類似した波形を示すことです．よく注意してみることが大切です．

ふたたび問題の心電図へ

問題の胸部誘導心電図の校正波をよくみてください．1/4感度になっていますね．標準感度での電位は4倍になっているということです．V_5誘導のR波高をみると0.75 mVですので，0.75 mV×4＝3.0 mVとなり，左室高電位の基準である「V_5あるいはV_6誘導のR波の高さ≧2.6 mV」を満たしています．しかし，心房細動発作時の心電図でははっきりしませんので，発作停止後の心電図をみてみましょう（図5）．QRS波の立ち上がりに三角形のデルタ波がみられます．V_5誘導のR波高は3.0 mVと左室高電位を示しており，I，V_3〜V_6誘導にストレイン型ST-T変化を認め，左室肥大と考えられます．

以上の心電図所見より，問題の心電図は**偽性心室頻拍＋左室肥大**と診断できます．本例はWPW症候群に高度の大動脈弁狭窄症が合併したまれな患者さんでした．

今回は偽性心室頻拍を取り上げました．QRS波の立ち上がりに緩やかなデルタ波と類似した波形がみられ，R-R間隔が不規則であることが鑑別のポイントです．

ひとくちMemo: pseudo-ventricular tachycardia

WPW症候群に心房細動が合併するとwide QRS tachycardia（wide QRS頻拍）になることから「偽性心室頻拍（pseudo VT）」とよばれることを本文に記載しました．しかし，これは日本国内のみの呼称であり，海外で「pseudo-ventricular tachycardia」といえばアーチファクトなどによる頻拍様波形を指すようです[5,6]．

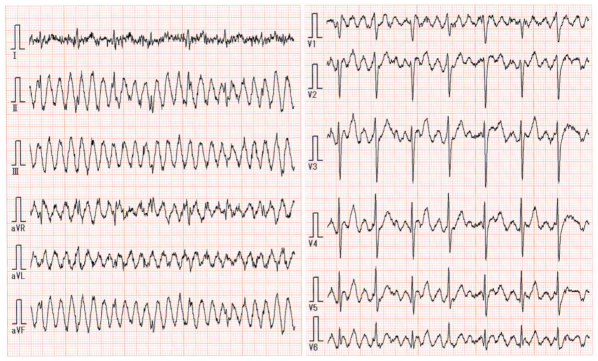

振戦による心室頻拍様心電図
手足の震えにより心室頻拍様のアーチファクトがみられる．I誘導あるいは胸部誘導をみれば，アーチファクトであることがわかる．

文献

1) 矢野捷介：wide QRS頻拍の見方と治療薬の選択．Medicina，**32**（5）：974-978，1995．
2) 川村祐一郎：危険な不整脈の見分け方　心電図上注目すべきポイント．日本臨床麻酔学会誌，**32**（3）：419-427，2012．
3) 碓井雅博，井上　博：Wide QRS tachycardia（pseudo VT）について教えてください．治療，**79**（11）：2435-2439，1997．
4) 金古善明，永井良三：WPW症候群の評価と治療．診断と治療，**85**（9）：1603-1609，1997．
5) 安喰恒輔：不整脈の起源を知る．新　目でみる循環器病シリーズ1　心電図（村川裕二編集）．96-107，メジカルビュー社，2005．
6) Knight, B. P., Pelosi, F., Michaud, G. F., et al.: Clinical consequences of electrocardiographic artifact mimicking ventricular tachycardia. N. Engl. J. Med., **341**（17）：1270-1274, 1999.

Point

- WPW症候群を伴う心房細動を偽性心室頻拍とよぶ．
- 偽性心室頻拍はP波がなく，R-R間隔は不規則で，QRS幅は広く，立ち上がりが緩やかなQRS波形を認める．

Question 28

この心電図を読んでください

自宅で倒れていたところを発見され救急搬送された90歳，女性です．
左は救急搬送直後にとられた心電図，右はその2時間後の心電図です．

救急搬送された直後の心電図

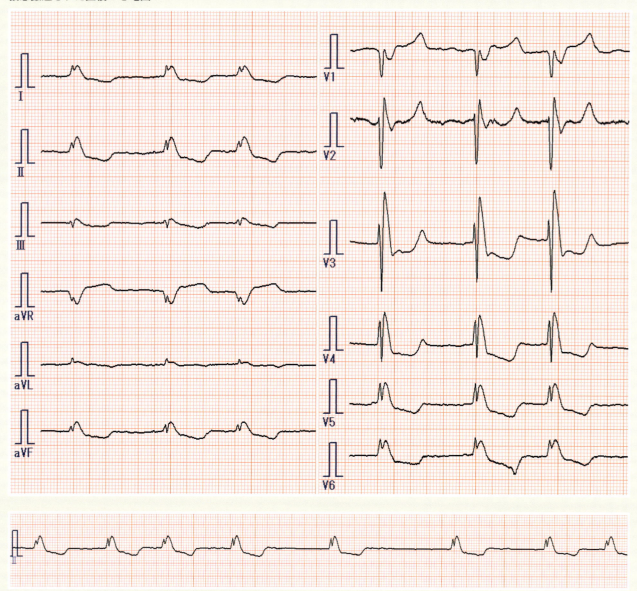

救急搬送から2時間後の心電図

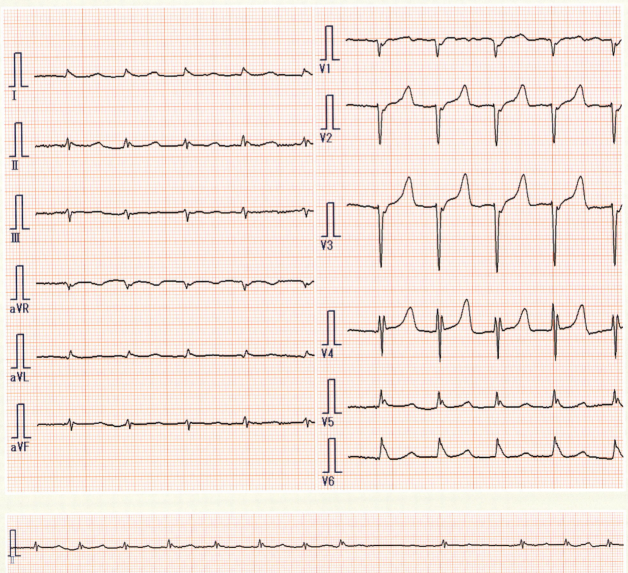

159

Question 28

解説

問題の心電図は？

今回は，時間経過により心電図が変化を示した例を取り上げました．まず，救急搬送直後にとられた心電図をみると，10秒間にQRS波が8個ありますので，心拍数は8×6＝48/分となり，徐脈です．P波ははっきりしません．R-R間隔は不規則で，心房細動が考えられます．QRS波は0.20秒と延長しています．「QRS波の延長がみられた場合にはまず脚ブロックかWPW症候群を疑う」とQuestion 8で書きましたが，覚えていますか？　デルタ波は認めませんのでWPW症候群は否定的です．脚ブロックについて復習すると，まず右脚ブロックはV₁誘導で三相性（rSR'またはrsR'型），IとV₆誘導での幅広いS波が特徴的です（図1，2）．左脚ブロックではV₁誘導でのrSまたはQS型，IとV₆誘導での幅広い分裂または結節を認めるR波がみられます（図1，図3）．問題の心電図のV₁誘導をみると，右脚あるいは左脚ブロックのどちらの心電図とも異なります．

次いで，救急搬送から2時間後の心電図をみてみましょう．心拍数は10秒間にQRS波が12個あり，12×6＝72/分と正常です．P波はなく，R-R間隔は不規則で心房細動と考えられます．QRS幅は0.12秒で，搬送直後には0.20秒

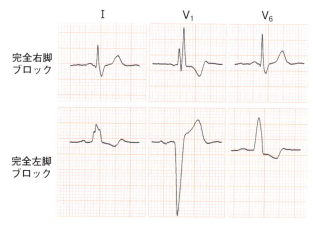

図1　脚ブロックの心電図
脚ブロックは，I，V₁，V₆誘導のみで診断可能である．右脚ブロックはV₁誘導で三相性（rSR'またはrsR'型），IとV₆誘導での幅広いS波がみられる．左脚ブロックはV₁誘導でのrSまたはQS型，IとV₆誘導での幅広いR波がみられる．

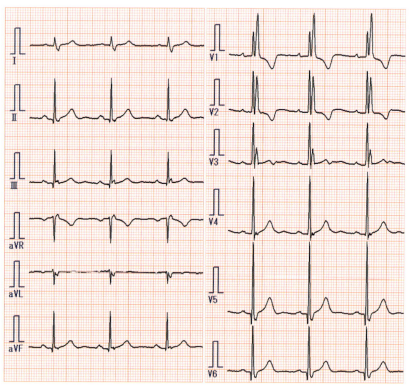

図2　完全右脚ブロック
QRS幅は0.12秒と延長を認め，V₁誘導で三相性（rsR'型），IとV₆誘導での幅広いS波がみられるので，完全右脚ブロックと診断できる．

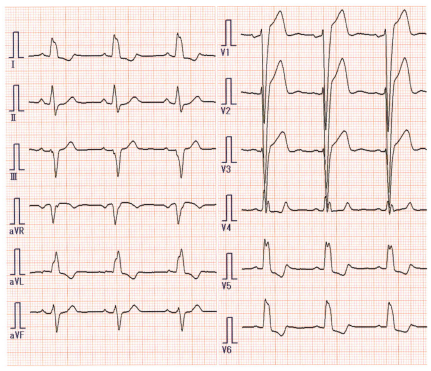

図3 完全左脚ブロック
QRS 幅は 0.16 秒と延長を認め，V_1 誘導で rS 型を示し，Ⅰと V_6 誘導でのノッチを伴った幅広い R 波がみられるので，完全左脚ブロックと診断できる．

でしたので，短縮しています．2つの心電図を比べると，胸部誘導で明らかな心電図変化がみられます．V_4 誘導はどちらも三相性を示していますが，三相の最後の波形（R'）の幅が明らかに短縮しています．この QRS 終末部の波を「J 波」といいます．

J 波

J 波は Osborn 波ともよばれ，心筋の脱分極の終了である QRS 波と再分極の始まりである ST segment の境目にある J 点が，基線より隆起する波形を指します[1]．低体温の患者で J 波を認めることは皆さんもご存じだと思います．しかし，J 波がみられたからといって必ずしも低体温であるとは限りません．高カルシウム血症，高カリウム血症（図4），脳血管障害，コカイン中毒，心筋虚血，一部の特発性心室細動患者にもみられます[2,3]．

低体温症

低体温症とは，深部体温の低下により正常な生体活動の維持に必要な水準を下回った時に生じるさまざまな症状の総称です．一般的には直腸温が 35℃ 以下に低下した場合を

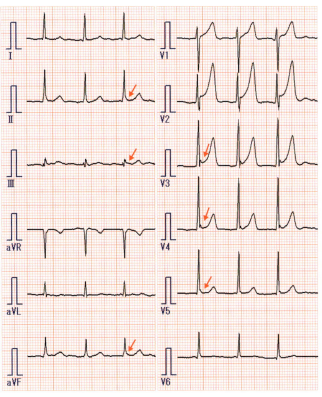

図4 J 波を認める高カリウム血症症例の心電図
Ⅱ，Ⅲ，aV_F，V_3〜V_5 に J 波（矢印）を認める．

Question 28

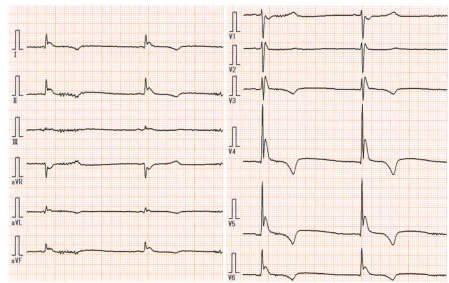

図5 偶発性低体温症例の心電図
心拍数は28/分の洞徐脈である. ほとんどの誘導でJ波を認める.

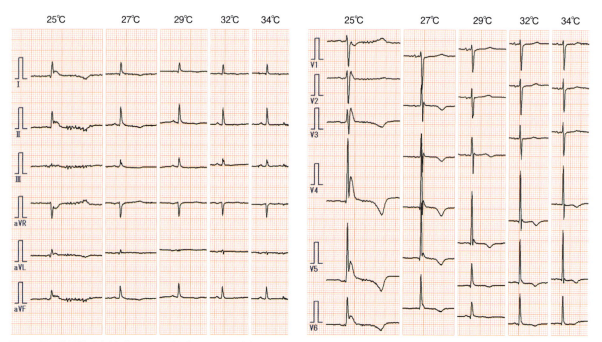

図6 偶発性低体温症例（図5と同症例）の心電図変化
復温に伴いQRS幅は狭くなり, J波の振幅も徐々に減高し, 34℃ではほとんどわからなくなっている.

指します. 低体温症は偶発性と二次性に分類されます.

偶発性低体温症は一次性低体温症ともよばれ, 基礎疾患によらず, 純粋に寒冷曝露を原因として中心体温が35℃以下に低下した状態をいいます. 単に低体温症という場合, 通常は偶発性低体温症を指します. 二次性低体温症とは, 甲状腺機能低下症, 下垂体機能低下症, 糖尿病, 低血糖, 薬物作用, 精神疾患などにより, 通常では低体温症にならないレベルでの寒冷曝露で体温が下がる状態をいいます.

低体温と心電図変化

低体温では, 初期には頻脈となりますが, 徐々に脱分極速度の低下や刺激伝導系の伝導遅延により徐脈となり, PQ時間, QRS幅, QT時間が延長します[2,4]. QT時間は体温低下に相関して延長がみられます.

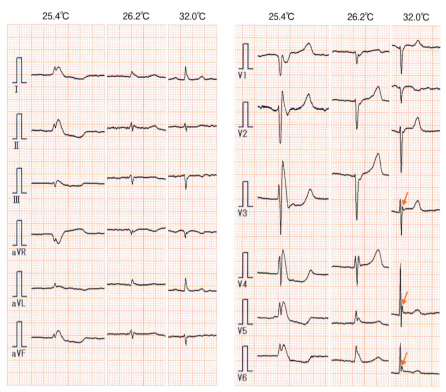

図7 問題の症例の心電図変化
復温に伴いQRS幅は徐々に狭くなり、J波の減高がみられたが、32℃でもV₃〜V₆誘導でJ波（矢印）を認める.

　J波は低体温患者の80％に認められ，体温が32℃以下でみられるようになります．下壁誘導や左側胸部誘導で出現しやすく，体温が低下すればするほど増高するといわれています[2]．実際の現場では，復温によりJ波の振幅の低下や消失をみることができます（図5，6）．心房細動は体温が32℃未満の時にしばしばみられ，体温が正常に復する過程で洞調律になります．心室期外収縮もみられ，QT延長がみられる場合には心室細動の危険性が増加します．

ふたたび問題の心電図へ

　問題の心電図をみてください．徐脈，心房細動，QRS幅の延長，振幅の大きなJ波を認め，低体温症による心電図変化であることがわかると思います．患者さんは2月に自宅で倒れていたところを発見され，救急搬送されました．搬送直後の中心体温は25.4℃でした．心電図で特徴的なJ波を認めたことより偶発性低体温症と診断されました．搬送から2時間後の心電図記録時には，中心体温は26.2℃でした．その後32℃まで心電図が記録されています（図7）．体温の上昇に伴い，QRS幅の短縮，J波の減高がみられました．しかし，32℃の時点においても心房細動のままであったため，心房細動は元からあったものと考えられます．

　今回は偶発性低体温症を取り上げました．低体温は，特徴的な心電図変化であるJ波を認めますので，一度みておけば診断は容易と考えられます．

文献
1) 小島利明，他：J波と低体温．臨床医，**23**（4）：530-532，1997．
2) 常田孝幸：J波（Osborn波）と偶発性低体温．*Medical Technology*，**37**（11）：1166-1169，2009．
3) 脇坂　収：J波とはどのような波形ですか，またどのような病態と関連しますか？　*CIRCULATION Up-to-Date*，**6**（4）：500-508，2011．
4) 常田孝幸，他：心疾患以外でみられる心電図変化．診断と治療，**91**（4）：623-628，2003．

Point
・低体温の心電図には，特徴的な心電図変化であるJ波がみられる．
・低体温の心電図変化として，J波，徐脈，PQ時間の延長，QRS幅あるいはQT時間の延長がみられる．

Question 29

この心電図を読んでください

肺炎で近医へ入院し，入院時の心電図で異常を指摘され救急搬送された85歳，女性です．左は救急搬送直後にとられた心電図，右はその2日後の心電図です．

救急搬送された直後の心電図

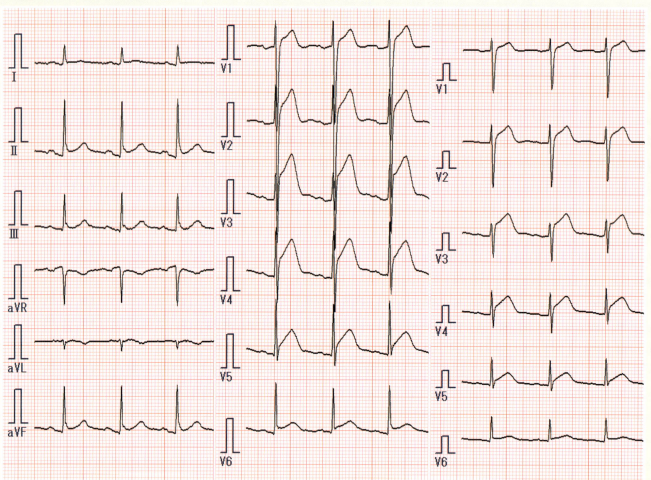

救急搬送から2日後の心電図

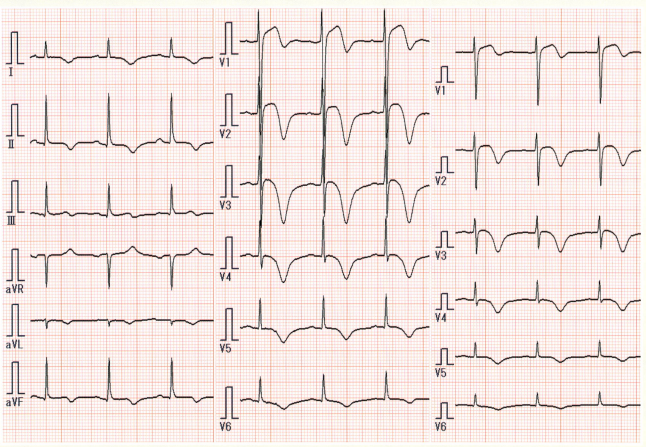

Question 29

解説

問題の心電図は？

今回も時間経過により心電図が変化した例を取り上げました．まず，救急搬送された直後にとられた心電図をみていきましょう．心拍数は86/分で，電気軸は正常軸です．移行帯はV_4誘導にありますので正常です．P波とQRS波は1対1の関係にあり，P波はⅠ，Ⅱ，aV_F誘導で陽性となっていますので，洞調律といえます．PQ時間は0.16秒，QRS幅は0.08秒ですので，どちらも正常です．胸部誘導でST上昇を認めます．V_2〜V_5誘導で0.2 mV以上，V_6誘導で0.1 mVのST上昇がみられますので異常といえます．

次いで，搬送2日後の心電図をみてみましょう．心拍数は71/分で正常，P波とQRS波の関係から洞調律といえます．電気軸は正常で，移行帯はV_3とV_4誘導の間にありますので正常です．救急搬送時の心電図と比べると，Ⅰ，Ⅱ，aV_F，V_2〜V_6誘導でT波の陰転化がみられます．V_3誘導では1.2 mVの陰性T波を認めますので，巨大陰性T波といえます．QTcは0.53秒と延長しています．

ST上昇と巨大陰性T波

ST上昇の読み方はQuestion 16で解説しました．復習です．ST上昇とはST部分が基線より上昇している状態をいいます．ST上昇の正常範囲は，Ⅰ，Ⅱ，Ⅲ，aV_L，aV_F，V_5，V_6誘導で0.1 mV未満，V_1〜V_4誘導で0.2 mV未満とされています．ST上昇がみられる代表的疾患には急性心筋梗塞（☞Question 16），急性心膜炎，たこつぼ心筋症，ブルガダ症候群（☞Question 20），左脚ブロック（☞Question 8），早期再分極などがあります[1]．

巨大陰性T波（☞Question 13）とは，陰性T波の振幅（深さ）が1 mV以上のものをいい，心尖部肥大型心筋症，

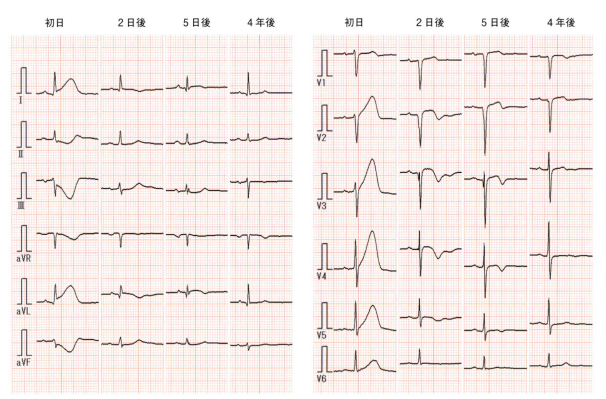

図1　急性前壁心筋梗塞例の心電図経過
救急搬送直後（初日）にはV_2〜V_5誘導でのT波の先鋭化とⅡ，Ⅲ，aV_F誘導でのST低下（対側誘導のST低下）を認める．2日後にはV_1〜V_3誘導での異常Q波とT波の陰転化を認める．5日後にはT波の陰転化が改善している．4年後には陰性T波は消失しているが，V_1〜V_2誘導はQSパターンを示している．

急性心筋梗塞，たこつぼ心筋症に多くみられます．

急性心筋梗塞の心電図変化

　急性心筋梗塞の心電図はQuesiton 15で取り上げましたが，復習しておきましょう．典型的な急性心筋梗塞では，T波の増高とST上昇に引き続いて異常Q波が出現します．急性期にはST上昇に加えて対側に位置する誘導でST低下を認めることが多いです．次いでT波は減高し，ST上昇も改善し，やがて冠性T波が出現します．慢性期には冠性T波は徐々に浅くなり，正常化します（図1）．

たこつぼ心筋症

　たこつぼ心筋症は急性心筋梗塞に類似した発症経過で，左室心尖部を中心に無収縮を呈し，その責任病変として妥当な冠動脈病変を認めず，心電図や壁運動異常が短期間に正常化するものを指します[2]．たこつぼ心筋症は，精神的あるいは身体的なストレスを受けた後の高齢女性に多く発症することが知られています．胸痛と呼吸困難を主訴とする例が多いようですが，無症状の症例も存在するといわれています[2,3]．

　心電図変化としては，発症時には90％以上の症例でST上昇を認め，その後48時間以内にT波の陰転化やQT延長を伴います．この変化は徐々に回復しますが，陰性T波は数カ月間続くことがあるとされています[2]．前壁心筋梗塞との違いとして，**① 対側誘導のST低下を認めない，② 異常Q波を認めない，③ ST上昇がV₁〜V₃誘導よりV₄〜V₆誘導で顕著である，④ aV_RでST上昇を認めない**などがあげられます[2〜4]（図2）．

　心エコー所見としては，急性期には左室心尖部の無収縮と基部の過収縮がもっとも特徴的な所見で，1〜2週間以内に改善する例が大半です[2,3]．私は経験がありませんが，心尖部のみではなく，さまざまな部位での収縮異常の報告がありますので，かならずしも「たこつぼ心筋症＝心尖部の無収縮」とはいえないことを覚えておきましょう．

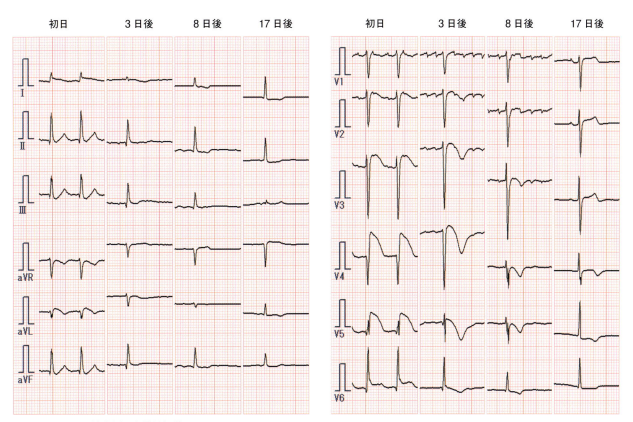

図2　たこつぼ心筋症例の心電図経過
救急搬送直後（初日）にはV₃〜V₆誘導のST上昇を認める．3日後にはV₂〜V₆誘導でT波の陰転化を認める．8日後には陰性T波の振幅は改善している．17日後にはV₄〜V₆誘導に陰性T波を認める．

Question 29

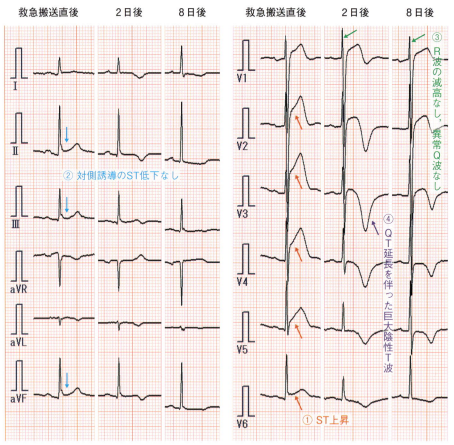

図3　問題の患者の心電図経過
救急搬送直後には、① V_2〜V_6誘導でのST上昇を認めるが、② 対側誘導のST低下を認めない。また、2日後の心電図で③ R波の減高はなく、異常Q波を認めない。④ QT延長を伴った巨大陰性T波を認める。
以上の所見より、たこつぼ心筋症が強く疑われる。

ふたたび問題の心電図へ

問題の心電図をみてください（図3）。救急搬送時にV_2〜V_6誘導でST上昇を認め、2日後に巨大陰性T波を認めたことより、急性心筋梗塞あるいはたこつぼ心筋症が考えられます。問題の心電図をみますと、以下のことがわかります。

- ST上昇時に対側誘導のST低下を認めない
- 2日後の心電図で胸部誘導のR波高が救急搬送時の心電図と変化がない（R波の減高がない）
- 異常Q波を認めない
- 2日後の心電図でQT延長を伴う巨大陰性T波を認める

したがって心電図変化からは、急性心筋梗塞より「たこつぼ心筋症」である可能性が高いといえます。

本例は、来院時に心エコー図にて心尖部に無収縮を認め、緊急冠動脈造影を行い、狭窄のないことよりたこつぼ心筋症と診断されました。

今回はたこつぼ心筋症を取り上げました。たこつぼ心筋症は急性心筋梗塞に類似した胸痛と心電図変化を有し、冠動脈に有意狭窄を認めないことが定義となっていますので、急性期の心電図のみから急性心筋梗塞か、たこつぼ心筋症かを判断することは非常に難しいと思います。

ひとくちMemo | たこつぼ心筋症

　たこつぼ心筋症は1990年に佐藤ら[5]によって報告されました．佐藤らは，急性心筋梗塞に類似した症状と心電図変化を認め，左室の壁運動異常が心尖部を中心とした広範囲に及ぶ症例の左室造影像を"（タコ）ツボ型"と形容したのです．一度聞いたら忘れないユニークなネーミングなので，今や誰もが知っている疾患の一つになっています．

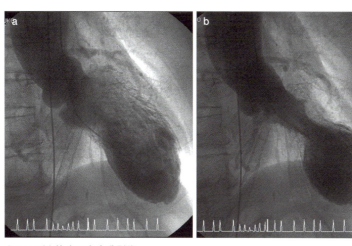

たこつぼ心筋症の左室造影像
a：拡張期，b：収縮期．心尖部の壁運動低下と基部の過収縮を認める．

文献

1) 土井淳史，他：ST上昇はどのような病態でみられますか？ *CIRCULATION Up-to-Date*, **6**（5）：625-634, 2011.
2) 森本紳一郎，他：たこつぼ心筋症．病理と臨床, **29**（2）：145-148, 2011.
3) 坂本信雄，他：たこつぼ心筋症の診断．心臓, **42**（4）：441-450, 2010.
4) 石原正治：ST上昇型急性心筋梗塞の心電図：たこつぼ心筋障害との鑑別．心電図, **29**（suppl. 2）：5-17, 2009.
5) 佐藤　光，他：多枝spasmにより特異な左室造影ツボ型を示したstunned myocardium. 臨床から見た心筋細胞障害―虚血から心不全まで（児玉和久，他編）. 56-64, 科学評論社, 1990.

Point

- たこつぼ心筋症の心電図は，V_4〜V_6誘導での著明なST上昇，対側誘導のST低下を認めない，早期の巨大陰性T波がみられることなどが特徴である．
- たこつぼ心筋症は，急性期の心電図のみからは急性心筋梗塞との鑑別は難しい．

Question 30

この心電図を読んでください

1カ月前より1〜2分の前胸部絞扼感を自覚したため受診した75歳，男性の心電図です．狭心症が疑われ，ダブルマスター2階段負荷試験が施行されました．左は負荷前の安静時心電図，右は負荷直後の心電図です．

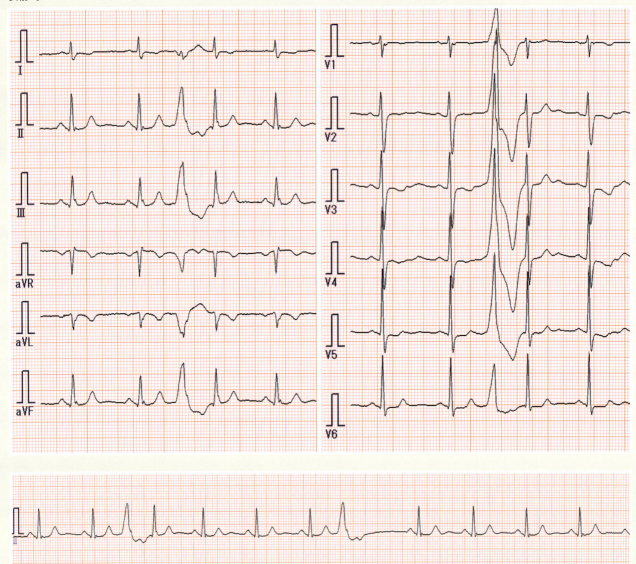

負荷直後

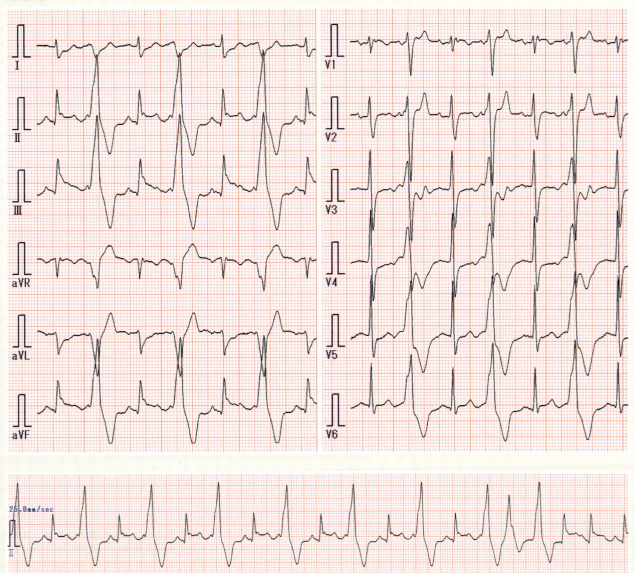

Question 30

解　説

問題の心電図は？

　ダブルマスター2階段負荷試験でとられた負荷前後の心電図です．運動負荷試験は心疾患が疑われる患者さんに負荷をかけるわけですから，当然リスクを伴います．事前に病歴，症状などの情報を得てから検査を始めましょう．また，負荷前の心電図で，発症早期の急性心筋梗塞でないこと，心室頻拍などの重症不整脈が出ていないことを確認しましょう．怪しいと思ったら，躊躇せずに依頼医に相談することが大切です．

　まず，負荷前の心電図をみていきましょう．心拍数は72/分で，電気軸は正常軸です．移行帯はV_3誘導にありますので正常です．P波とQRS波は1対1の関係にあり，P波はⅠ，Ⅱ，aV_F誘導で陽性となっていますので，洞調律といえます．PQ時間は0.16秒，QRS幅は0.10秒ですので，どちらも正常です．V_3誘導で陰性T波を，V_3〜V_5誘導で0.05 mVのST低下，V_6誘導で0.1 mVのST低下を認めます．また，下図の10秒間の心電図で，心室期外収縮を2個認めます．

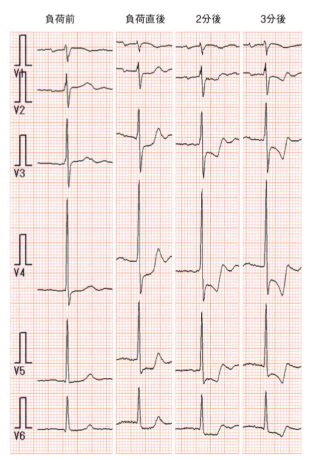

図1　ST低下例（労作性狭心症）
労作時の胸痛で紹介された85歳，男性のダブルマスター2階段負荷試験の心電図である．負荷直後にはV_2〜V_6誘導で水平型ST低下を認める．2〜3分後にはT波の陰転化を認める．冠動脈造影検査で左前下行枝（#6）に90%狭窄を認めた．

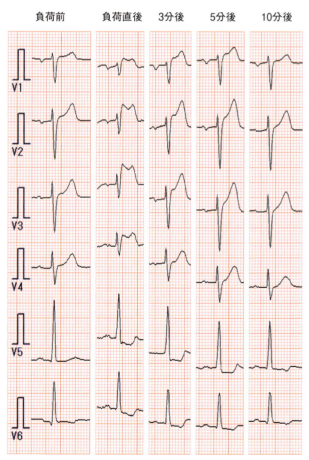

図2　ST上昇例（労作性狭心症）
労作時の息切れで紹介された70歳，男性のダブルマスター2階段負荷試験の心電図である．負荷直後にはV_1〜V_4誘導でST上昇を認める．10分後にはV_5〜V_6誘導でT波の陰転化は認めるが，ST上昇は消失した．冠動脈造影検査で左冠動脈主幹部に90%狭窄を認めた．

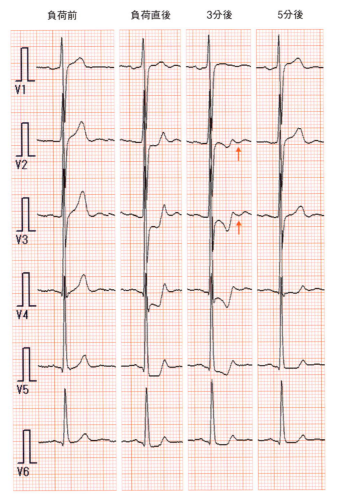

図3　ST低下，陰性U波例（労作性狭心症）
　心筋梗塞の既往がある80歳，男性のダブルマスター2階段負荷試験の心電図である．負荷直後にはV₂〜V₆誘導で水平型〜下降傾斜型ST低下を認める．3分後にV₂，V₃誘導で陰性U波（矢印）を認める．冠動脈造影検査で左前下行枝（#7）に75％狭窄を認めた．

　次いで，負荷後の心電図をみてみましょう．負荷後にこの心電図をみたらびっくりですね．洞調律と心室期外収縮（先行するP波を伴わない幅広いQRS波とそれに続くQRS波と反対の極性を有するT波を認めますので，心室期外収縮と診断できます）が交互に出現し，心室期外収縮の二段脈になっています．下図の10秒間の心電図をみてください．15〜17拍目に心室期外収縮の3連発（心室頻拍）が出ています．さらに，II，III，aV_F誘導でST上昇を認めます．ST上昇は急性心筋梗塞や異型狭心症の発作時などの貫壁性心筋虚血でみられますので，すぐに依頼医に連絡です．

運動負荷試験の陽性基準

　労作性狭心症などの虚血性心疾患での運動負荷試験陽性基準には，ST低下（図1），ST上昇（図2），陰性U波（図3）が知られています．ST低下および上昇の見方はQuestion 16, 19で取り上げましたが復習しましょう．ST低下の陽性基準は，J点より0.08秒の時点での0.1 mV以上の水平型あるいは下降傾斜型のST低下となっています．ST上昇では，異常Q波のない誘導においてのJ点およびJ点より0.08秒の時点での0.1 mV以上を陽性とします．ST上昇

Question 30

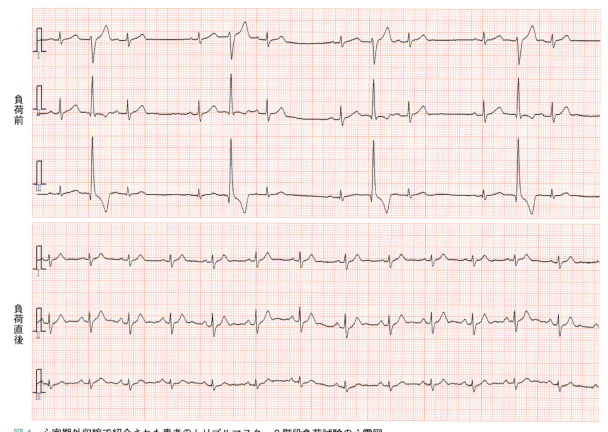

図4 心室期外収縮で紹介された患者のトリプルマスター2階段負荷試験の心電図
心室期外収縮で紹介された20歳，男性のトリプルマスター2階段負荷試験の心電図である．負荷前には間入性の期外収縮が頻発しているが，負荷直後には消失している．

はST低下の場合よりも高度の心筋虚血を反映するといわれていますので[1]，要注意の心電図変化です．また，運動負荷に出現する陰性U波は，左主幹部あるいは左前下行枝の高度狭窄病変の存在が示唆されます[1,2]．

運動負荷試験と心室期外収縮

健常者においても運動負荷時に心室期外収縮はみられます．運動負荷中の心室期外収縮の出現は健常者よりも冠動脈疾患患者に多いといわれており，特に心室頻拍が出現した場合には高度な冠動脈病変の存在や左室機能障害が疑われます[3]．逆に運動により消失する例もあります．健康な若年者においては，安静時に心室期外収縮がみられても，通常は運動により消失します（図4）．これは健常者にみられる現象です[3]．

運動終了後の回復期にも健常者，冠動脈疾患患者ともに心室期外収縮がみられますが，運動後に心室期外収縮が頻発する冠動脈疾患患者は予後が悪いといわれています[3]．しかし，重篤な不整脈が出現したからといって必ずしも心筋虚血が起きていることにはならないともいわれており，重篤な心室性不整脈が冠動脈疾患の診断上意味があるか否かは不明です[4]．

ふたたび問題の心電図へ

問題の心電図では，負荷後にⅡ，Ⅲ，aV_F誘導のST上昇と心室頻拍を認めたことより，**高度の冠動脈病変**が疑われました（図5）．そして，緊急の冠動脈造影検査が実施され，右冠動脈近位部（#1）に50％狭窄を認めました．50％程度の狭窄では，ST上昇を起こさないことから冠攣縮の関与が考えられました．

今回は，運動負荷試験で認めたST上昇を取り上げました．運動中および運動後にみられるST上昇は，高度な冠

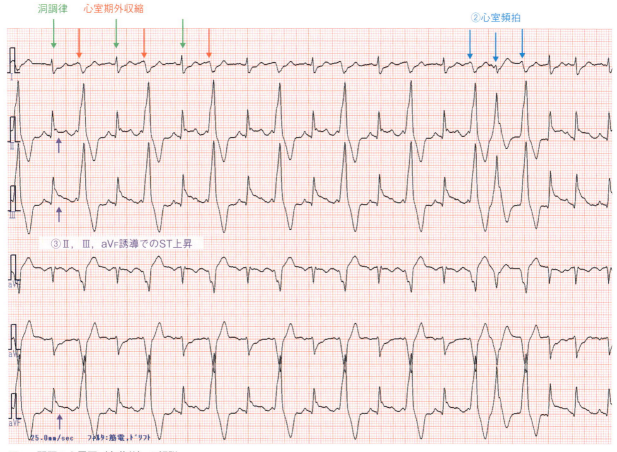

図5 問題の心電図（負荷後）の解説
　負荷後の心電図では，①洞調律と心室期外収縮が交互に出ており，心室期外収縮の二段脈となっており，②15拍目から心室期外収縮の3連発（心室頻拍）がみられる．さらに，③Ⅱ，Ⅲ，aV_F誘導でのST上昇を認める．
　ST上昇と心室頻拍を認めたことより高度の冠動脈病変が疑われる．

動脈病変が疑われるために注意が必要です．運動負荷試験でST上昇を認めた場合には，すぐに依頼医に連絡しましょう．その場合も患者と心電図から目を離さないようにしてください．心室頻拍や心室細動に移行する危険があります．

文献
1) 大島　茂，他：運動負荷心電図—有用性と落とし穴—．診断と治療，**87**（9）：1515-1521，1999.
2) 住田善之：運動負荷検査とは．わかりやすい生理機能検査マニュアル（宮武邦夫 監修）．82-109，メディカ出版，1999.
3) 齋藤　穎：心筋虚血における不整脈の検出—負荷心電図（薬物負荷を含む）．心臓，**39**（8）：762-763，2007.
4) 斎藤宗靖：運動負荷心電図の診断基準．心臓病と運動負荷試験．78-93，中外医学社，1990.
5) 本間友基：代表的な疾患の心電図所見　冠動脈疾患—安定狭心症・異型狭心症—．診断と治療，**4**（9）：1567-1578，2006.
6) 海北幸一，小川久雄：冠攣縮性狭心症の診療ガイドライン．心臓，**42**（7）：824-828，2010.

Point
・運動負荷試験でみられるST上昇は高度な冠動脈病変が疑われる．
・運動負荷試験中にST上昇を認めた場合には，すぐに依頼医に連絡する．

Question 30

ひとくちMemo｜異型狭心症

　異型狭心症は発作時にST上昇を伴う狭心症で，多くは冠動脈の攣縮が原因です．夜間から早朝に好発し，運動や飲酒後に狭心症発作が生じることもあります．診断には心電図によるST上昇の確認が必要です．冠攣縮の確認には，冠動脈造影時にアセチルコリンやエルゴノビンを冠動脈内に投与する攣縮誘発試験を行います[5,6]．

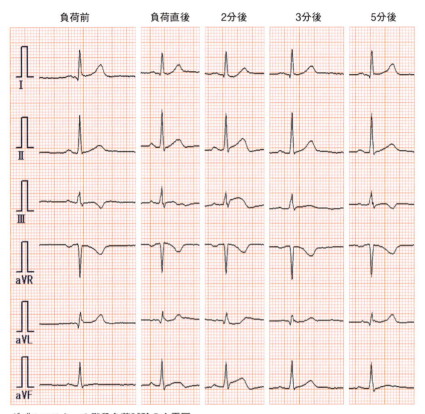

ダブルマスター2階段負荷試験の心電図
負荷2分後にⅡ，Ⅲ，aV_F誘導でST上昇を認める．負荷3分後にST上昇は消失した．

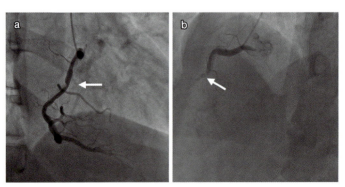

エルゴノビン負荷
a：負荷前．右冠動脈（#2）に50％狭窄を認める．
b：負荷後．右冠動脈（#2）に完全閉塞を認める．

索 引

和 文

い

- 異型狭心症 ……………………………… 176
- 移行帯 …………………………………… 12
- 異常 P 波 ………………………………… 19
- 異常 Q 波 ……………………… **82**, 83, 85, 89
- 異所性 P 波 ……………………………… 24
- 異所性心房調律 …………………………… 3
- 陰性 T 波 ………………………………… 72

う

- 右脚ブロック …………………………… 45
- 右胸心 ……………………………… **100**, 103
- 右軸偏位 …………………………… **8**, 10, 78
- 右室梗塞 ……………………………… 89, 91
- 右室肥大 …………………………… 13, **78**, 80
- 右方移動 ………………………………… 12
- 右房拡大 …………………………… **19**, 21, 22
- 運動負荷試験 ………………… 107, 173, 174

か

- 拡張型心筋症 …………………………… 90
- 下降傾斜型（ST 低下） ………………… 106
- カテーテルアブレーション …………… 53
- 下壁心筋梗塞 ………………………… 91, 122
- 間歇性 WPW 症候群 …………………… 50
- 冠性 T 波 …………………………… **72**, 89
- 完全右脚ブロック ………… 13, **45**, 82, 85, **160**
- 完全左脚ブロック ……… **46**, 85, 116, 128, **160**
- 完全房室ブロック …………………… **57**, 132

き

- 期外収縮 ……………………………… **24**, 134
- 気胸 …………………………………… 69
- 偽性心室頻拍 ………………………… **156**, 157
- 脚ブロック ………………………… **9**, 45, 160
- 急性心筋梗塞 ………………………… 74, 167
- 急性心膜炎 …………………………… 90
- 急性前壁中隔心筋梗塞 ……………… 83, 117
- 急性側壁心筋梗塞 …………………… 94
- 急性肺塞栓 …………………………… 13, 14
- 胸水貯留 ……………………………… 68
- 鋸歯状波 …………………………… **39**, 40, 43
- 巨大陰性 T 波 ……………………… **74**, 75, 166
- 筋電図 ……………………………… 66, 121

く

- 偶発性低体温症 ……………………… **162**, 163

け

- ケント束 ……………………………… 46, 50

こ

- 高位側壁枝 …………………………… 95
- 高カリウム血症 ……………………… **118**, 121
- 高カルシウム血症 …………………… 148, 150
- 広範囲前壁心筋梗塞 ………………… 95, 101
- 後壁心筋梗塞 ………………………… 122, 124

さ

- 細動波 ………………………………… **31**, 32
- 左脚後枝ブロック ……………………… 9, **10**
- 左脚前枝ブロック ……………………… 8, **9**
- 左脚ブロック ………………………… **45**, 166
- 左軸偏位 …………………………… **8**, 56, 58
- 左室圧負荷 …………………………… 62
- 左室高電位 ………………………… **62**, 64, 72, 156
- 左室肥大 …………………………… **62**, 64, 156
- 左室容量負荷 ………………………… 62
- 左方移動 ……………………………… 12
- 左房拡大 ……………………………… 19
- 左房調律 ……………………………… 104
- 三段脈 ………………………………… 24

し

- ジギタリス効果 ……………………… 110
- 刺激伝導系 …………………………… 9
- 持続性洞徐脈 ………………………… 129
- 上行傾斜型（ST 低下） ………………… 106
- 上室期外収縮 ………………………… **24**, 26
- 上室頻拍 ……………………………… 139

徐脈 ……………………………………………………… 3
徐脈性不整脈 …………………………………………… 129
徐脈頻脈症候群 ………………………………………… 129
心筋梗塞 ………………………………………………… 89
心室期外収縮 ……………………… 24, **25**, 34, **134**, 136, 174
心室興奮時間 …………………………………………… **62**, 65
心室細動 ………………………………………………… 112
心室調律 ………………………………………………… 119
心室内伝導障害 ………………………………………… 45
心室内変行伝導 ………………………………………… 26
心室頻拍 …………………………… **137**, 138, 139, 142
心尖部肥大型心筋症 …………………………………… 74
心電図の基本波形 ……………………………………… 2
心電図波形の正常値 …………………………………… 3
心肺蘇生法 ……………………………………………… 112
心拍数 …………………………………………………… 2, 4
心房期外収縮 …………………………………………… 24
心房細動 …………………… 4, 30, **31**, 32, 34, 94, 155, 156, 160
心房粗動 ……………………………… 38, **39**, 40, 41, 43
心房中隔欠損症 ………………………………………… 79
心房頻拍 ………………………………………………… 43
心膜液貯留 ……………………………………………… 69, 70

す
水平型（ST 低下）……………………………………… 106
ストレイン型 ST-T 変化 ……………………………… **62**, 156

せ
絶対性不整脈 …………………………………………… **31**, 32
潜在性 WPW 症候群 …………………………………… 50
前壁中隔心筋梗塞 ……………………………………… 13, 85

そ
増高 T 波 ………………………………………………… **116**, 121
僧帽弁逆流 ……………………………………………… 117
側壁心筋梗塞 …………………………………………… **94**, 96, 122
粗動波 …………………………………………………… 38

た
多形性心室頻拍 ………………………………………… **143**, 144
たこつぼ心筋症 ………………………… 90, **167**, 168, **169**
ダブルマスター 2 階段負荷試験 ……… 108, 114, 172, 176

つ
通常型心房粗動 ………………………………………… 39

て
低カリウム血症 ……………………… **144, 145**, 148, 149
低カルシウム血症 ……………………………………… 148
低体温症 ………………………………………………… **161**, 162
低電位差 ………………………………………… 14, **68**, 69
デバイダー ……………………………………………… 35
デルタ波 ………………………………………… **46**, 50, 53
電気軸 …………………………………………………… **6**, 7
電気生理学的検査 ……………………………………… 53
電気的交互脈 …………………………………………… 70
テント状 T 波 …………………………………………… 73, **118**

と
洞機能不全症候群 ……………………………………… 129
洞室調律 ………………………………………………… 119
洞徐脈 …………………………………………………… **3**, 59
洞調律 ……………………………………………… **3**, 18, 22
洞停止 …………………………………………………… 129
等電位線 ………………………………………………… 43
洞頻脈 …………………………………………………… 21, 22
洞ブロック ……………………………………………… 129
時計方向回転 …………………………………… 12, **13**, 22
トリプルマスター 2 階段負荷試験 …………………… 174
トルサード・ド・ポアンツ …………………………… 143

に
二段脈 …………………………………………… **24**, 173, 175

は
肺動脈性肺高血圧症 …………………………………… 79
反時計方向回転 ………………………………… 12, **13**, 121

ひ
非持続性心室頻拍 ……………………………………… 138
肥大型心筋症 …………………………………………… **76**, 85
非通常型心房粗動 ……………………………………… 39
非伝導性上室期外収縮 ………………………………… 27
頻脈 ……………………………………………………… 38

ふ
不応期 …………………………………………………… **26**, 31
不完全右脚ブロック …………………………………… 45
不完全左脚ブロック …………………………………… 48
副伝導路 ………………………………………………… 46
ブルガダ型心電図 ……………………………………… 113

ブルガダ症候群 **112**, 114, 166

へ

変行伝導 **26**, 31

ほ

房室回帰性頻拍 52
房室解離 **137**, 138
房室接合部期外収縮 24
房室接合部調律 **3**, 91
房室伝導 40
房室ブロック 57
補充収縮 92
補充調律 92
補正 QT 時間 147
発作性上室頻拍 53
発作性房室ブロック **130**, 132
ホルター心電図 98

ま

慢性閉塞性肺疾患 13

も

目測法 8

り

両房拡大 19, **20**, 21, 80

数字

2枝ブロック 60
2対1房室ブロック 131
3枝ブロック **57**, 58, 59
6軸法 7
Ⅰ度房室ブロック 57, **59**
Ⅱ度房室ブロック 57
Ⅲ度房室ブロック 57

欧文

Adams-Stokes 発作 129
AHA 分類 97
atrial fibrillation（AF） 31
atrial flutter（AFL） 39

atrial tachycardia 43
atrioventricular reciprocating tachycardia（AVRT） 52
Bazett の式 147
blocked SVPC 27
CardioPulmonary Resuscitation（CPR） 112
coved 型 113
F 波（粗動波） 38, 40
f 波（細動波） 31
giant negative T waves（GNT） 74
J 点 2, **88**
J 波 **161**, 163
Morris 指数 19
Osborn 波 161
paroxysmal atrioventricular block（PAVB） 130
polymorphic VT 143
PQ 時間 2, **56**
premature ventricular contraction（PVC） 134
pseudo-ventricular tachycardia 157
pseudo VT 156
P-terminal force 19
P 波幅 2
QRS 時間 2
QTc 147
QT 延長症候群 143, 148
QT 時間 2, 145, **147**, 148
QU 時間 145
R-R 間隔 2
R-R 時間 2
R/S 比 78
R 波増高 122
S1Q3T3 13
S1S2S3 15
saddle-back 型 113
sick sinus syndrome（SSS） 129
sinoventricular rhythm 119
ST 上昇 **88**, 89, 166, 173
ST 低下 **106**, 107, 172
ST 盆状低下 110
torsades de pointes（TdP） 143
U 波の増高 145, 148
ventricular activation time（VAT） 62, **65**
ventricular fibrillation（VF） 112
ventricular tachycardia（VT） 137
wide QRS 頻拍 **139**, 154
WPW 症候群 45, **46**, 50, 52, 53, 85, 156

【著者略歴】
谷内 亮水 (たにうち りょうすい)
- 1980年　高知市立市民病院 臨床病理検査科勤務
- 1997年　高知市立市民病院 臨床検査技術室 主任
- 2005年　高知県・高知市病院企業団立 高知医療センター 医療技術局 部長
  （高知市立市民病院と高知県立中央病院の合併のため）
- 2010年　高知県・高知市病院企業団立 高知医療センター 医療技術局 次長
- 2018年　高知県・高知市病院企業団立 高知医療センター 医療技術局 局長
- 現　在　医療法人岡村会 岡村病院
  　　　　高知県厚生農業協同組合連合会 JA高知病院
  　　　　土佐市立土佐市民病院 勤務

主な著書
- 大脇 嶺 監修, 谷内亮水 著：心臓超音波検査レポート実例集. 南江堂, 2007.
- 大脇 嶺 監修, 谷内亮水 著：心エコー検査マニュアル. 南江堂, 2009.
- 久 直史 監修, 土居忠文, 谷内亮水 著：頸部超音波検査レポート実例集. 南江堂, 2010.

【監修者略歴】
山本 克人 (やまもと かつひと)
- 1986年　徳島大学医学部附属病院 第二内科勤務
- 1986年　高知市立市民病院 内科勤務
- 1991年　徳島大学医学部附属病院 第二内科勤務
- 1994年　高知市立市民病院 循環器科勤務
- 2005年　高知県・高知市病院企業団立 高知医療センター 循環器科勤務
  （高知市立市民病院と高知県立中央病院の合併のため）
- 2006年　高知県・高知市病院企業団立 高知医療センター 画像診断科 科長
- 2007年　高知県・高知市病院企業団立 高知医療センター 検査診療部 部長
- 2007年　高知県・高知市病院企業団立 高知医療センター 総合診療部 部長
- 2008年　高知県・高知市病院企業団立 高知医療センター 胸部疾患診療部 部長
- 2014年　高知県・高知市病院企業団立 高知医療センター 循環器病センター センター長
- 2018年　高知県・高知市病院企業団立 高知医療センター 医療局長
- 2020年　高知県・高知市病院企業団立 高知医療センター 副院長

所属学会など
日本不整脈心電学会評議員および指導医・不整脈専門医, 日本循環器学会専門医
日本内科学会認定内科医, 日本高血圧学会指導医, 日本内科学会指導医

楽しく学んで好きになる！
心電図トレーニングクイズ　　ISBN 978-4-263-22932-3

2016年 4月25日　第1版第1刷発行
2022年10月 5日　第1版第5刷発行

著　者　谷　内　亮　水
監　修　山　本　克　人
発行者　白　石　泰　夫
発行所　医歯薬出版株式会社

〒113-8612 東京都文京区本駒込 1-7-10
TEL. (03)5395-7621(編集)・7616(販売)
FAX. (03)5395-7603(編集)・8563(販売)
https://www.ishiyaku.co.jp/
郵便振替番号　00190-5-13816

乱丁, 落丁の際はお取り替えいたします　　印刷・三報社印刷／製本・榎本製本
Ⓒ Ishiyaku Publishers, Inc., 2016. Printed in Japan

本書の複製権・翻訳権・翻案権・上映権・譲渡権・貸与権・公衆送信権（送信可能化権を含む）・口述権は, 医歯薬出版（株）が保有します.

本書を無断で複製する行為（コピー, スキャン, デジタルデータ化など）は,「私的使用のための複製」などの著作権法上の限られた例外を除き禁じられています. また私的使用に該当する場合であっても, 請負業者等の第三者に依頼し上記の行為を行うことは違法となります.

JCOPY ＜ 出版者著作権管理機構 委託出版物 ＞

本書をコピーやスキャン等により複製される場合は, そのつど事前に出版者著作権管理機構（電話03-5244-5088, FAX 03-5244-5089, e-mail:info@jcopy.or.jp）の許諾を得てください.